儿童生长发育大百科
（初中篇）

傅君芬　主编

中国人口出版社
China Population Publishing House
全国百佳出版单位

图书在版编目（CIP）数据

儿童生长发育大百科. 初中篇 / 傅君芬主编. —— 北京：中国人口出版社，2023.3
ISBN 978-7-5101-8118-4

Ⅰ. ①儿… Ⅱ. ①傅… Ⅲ. ①青少年 – 生长发育
Ⅳ. ① R179

中国版本图书馆 CIP 数据核字（2021）第 236039 号

儿童生长发育大百科（初中篇）

ERTONG SHENGZHANG FAYU DABAIKE（CHUZHONGPIAN）

傅君芬　主编

责 任 编 辑	江　舒
策 划 编 辑	江　舒
装 帧 设 计	华兴嘉誉
责 任 印 制	林　鑫　王艳如
出 版 发 行	中国人口出版社
印　　　刷	北京柏力行彩印有限公司
开　　　本	880毫米 × 1230毫米　1/32
印　　　张	5.375
字　　　数	155 千字
版　　　次	2023 年 3 月第 1 版
印　　　次	2023 年 3 月第 1 次印刷
书　　　号	ISBN 978-7-5101-8118-4
定　　　价	42.80 元

电 子 信 箱	rkcbs@126.com
总编室电话	（010）83519392
发行部电话	（010）83510481
传　　　真	（010）83538190
地　　　址	北京市西城区广安门南街 80 号中加大厦
邮 政 编 码	100054

编 委 会

主　编　傅君芬

编　委　文　静　艾转转　刘　毓　杨　玉

　　　　张一宁　张　莹　陈　虹　陈晓波

　　　　陈瑞敏　郑荣秀　钱　坤

前言
Preface

　　从 11 岁到 14 岁，是孩子成长道路上的重要阶段。回首望，童年的时光悄悄离去，向前看，青春的帷幕徐徐拉开。这个年龄的孩子，既有如花的年华，又有许多懵懂和困惑。

　　在此阶段，人不仅会经历以激素为主导的身体发育，还会经历心理和思想的一系列变化。针对青少年及其家长的困惑与焦虑，本书从医学的角度，向广大读者介绍了初中阶段孩子的正常生长发育过程和可能伴随的生理与心理问题。

　　本书的主要读者对象是青春期的孩子、家长以及学校或者基层医疗机构的保健医师，希望能提高读者们对青春期的认识。全书分为四部分："查一查"，从青春期孩子的体格生长、心肺功能、性发育、心理状况、智力水平，以及社交能力和行为问题等多个角度，全方位介绍了初中阶段孩子的生长发育规律与各项发育指标，供青少年读者和家长随时查阅；第二篇"学一学"，在青春期孩子的饮食、运动、睡眠与穿搭等方面，提供了很多科学而实用的小妙招；第三篇"要警惕"，围绕青春期矮小、肥胖、血糖异常及性发育等问题，进行了一系列科普；第四篇"不焦虑"，以问答的形式，深入浅出地回答了让家长和孩子们焦虑的青春期相关问题。

最后，在本书付梓之际，我要衷心地感谢所有参与撰写及校对的专家、学者，是大家的不懈努力使得本书最终呈现出其应有的科学性、系统性及实用性。

祝所有青春期的孩子都能拥抱青春、健康成长！

傅君芬

2023 年 1 月

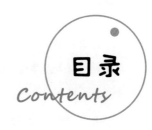
目录

Contents

•• 第1篇　查一查 ••

1. 什么是青春期 ⸺ 002

2. 青春期孩子身高增长特点 ⸺ 002

3. 如何判断孩子身高增长情况 ⸺ 003

4. 身高测量的方法与原则 ⸺ 006

5. 成年身高的预测 ⸺ 007

6. 青春期孩子体重相关知识 ⸺ 009

7. 体重指数是什么 ⸺ 010

8. 青春期心肺功能的变化规律 ⸺ 013

9. 女孩性发育分期及一般规律 ⸺ 015

10. 第二性征及女孩第二性征变化规律 ⸺ 016

11. 女孩性发育分期 ⸺ 016

12. 青春期女孩生殖器官发育规律 ⸺ 017

13. 青春期女孩月经相关知识 ⸺ 018

14. 女孩性早熟与青春期发育延迟 ⸺ 020

15. 女孩青春期发育量表 ⸺ 021

16. 男孩性发育分期及一般规律 ⸺ 022

17. 男孩性发育分期 ·· 023

18. 青春期男孩生殖器官发育规律 ································· 024

19. 男孩第二性征发育规律 ·· 024

20. 青春期男孩遗精相关知识 ·· 025

21. 男孩性早熟与青春期发育延迟 ································· 026

22. 男孩青春期发育量表 ·· 026

23. 青春期孩子的营养需求 ·· 028

24. 青春期孩子的睡眠时间 ·· 032

25. 青春期的运动 ··· 033

26. 体育素质达标标准 ··· 035

27. 青春期心理特点 ··· 043

28. 青春期的智力发育 ··· 044

29. 青春期心理特点 ··· 045

•• 第2篇　学一学 ••

1. 初中的孩子要怎么吃 ·· 060

2. 初中的孩子要怎么玩 ·· 066

3. 初中的孩子要怎么睡 ·· 069

4. 初中的孩子怎么穿搭 ·· 073

5. 青春期儿童的教养原则 ·· 078

6. 青春期亲子关系如何处理 ··· 084

•• 第3篇　要警惕 ••

1. 长得慢，面容幼稚，骨龄落后，要警惕生长激素缺乏症 ·············· 090

2. 家族中多人身材矮小，要警惕家族性矮身材 ·············· 093

3. 父母"晚长"，孩子也会"晚长"吗 ·············· 094

4. 身材矮小、皮肤粗糙、学习成绩差，要警惕甲状腺功能减低 ·············· 097

5. 身材矮小、面容异常、智能落后，要警惕黏多糖贮积症 ·············· 099

6. 个子矮、O形腿或X形腿，要警惕佝偻病 ·············· 100

7. 身材矮小，情绪和心理的异常，要警惕精神心理性身材矮小 ·············· 102

8. 孩子长不高，各种检查都正常，可能是特发性矮身材 ·············· 104

9. 警惕青春期肥胖 ·············· 105

10. 青春期血糖异常应引起重视 ·············· 115

11. 青春期性发育落后应引起重视 ·············· 121

12. 警惕男生性发育异常 ·············· 126

13. 警惕女生性发育异常 ·············· 129

14. 孩子到底是男生还是女生 ·············· 133

•• 第4篇　不焦虑 ••

1. 孩子作业多，睡得晚，真的会影响身高吗 ·············· 142

2. 运动真的能促进长高吗 ·············· 143

3. 跳绳是促进身高最好的运动吗 ·············· 143

4. 为了长高，运动时间是不是越长越好 ·············· 144

5. 我的孩子为什么秋冬天长得慢呢 ·············· 144

6. 青春前期或青春期的孩子如何增加营养并防止早熟 ⋯⋯⋯⋯ 145

7. 初中阶段的孩子每天需要摄入多少钙才不会缺钙 ⋯⋯⋯⋯ 146

8. 初中阶段的孩子还需要每天补充维生素 D 吗 ⋯⋯⋯⋯⋯ 147

9. 孩子比较胖，选择什么运动最适合小胖墩们 ⋯⋯⋯⋯⋯⋯ 148

10. 开灯睡觉真的会导致性早熟吗 ⋯⋯⋯⋯⋯⋯⋯⋯⋯⋯⋯ 148

11. 女儿不到初中就乳房发育，是性早熟吗 ⋯⋯⋯⋯⋯⋯⋯ 149

12. 男孩大了，越来越独立，如何掌握他的青春期发育情况 ⋯⋯ 150

13. 孩子青春期身高增长多少才正常 ⋯⋯⋯⋯⋯⋯⋯⋯⋯⋯ 151

14. 孩子身体肥胖真的会引起早发育吗 ⋯⋯⋯⋯⋯⋯⋯⋯⋯ 151

15. 孩子很关注身材管理，可以采用减肥药物或饥饿疗法吗 ⋯⋯ 152

16. 肥胖孩子一动就喘，运动强度如何掌控 ⋯⋯⋯⋯⋯⋯⋯ 153

17. 想帮助孩子减肥，但孩子总是不听话，怎么办 ⋯⋯⋯⋯⋯ 153

18. 父母亲属有糖尿病，孩子会不会也得糖尿病 ⋯⋯⋯⋯⋯⋯ 154

19. 我的孩子特别能吃，是不是得了甲亢 ⋯⋯⋯⋯⋯⋯⋯⋯ 155

20. 孩子得了甲亢特别能吃，到底该怎么吃 ⋯⋯⋯⋯⋯⋯⋯ 156

21. 孩子体检发现甲状腺有包块、结节，严重吗 ⋯⋯⋯⋯⋯⋯ 157

22. 孩子拍胸片或者 CT，会增加患甲状腺癌的风险吗 ⋯⋯⋯⋯ 158

23. 孩子发现甲状腺结节后，还可以进食含碘食物吗 ⋯⋯⋯⋯ 159

24. 甲亢的孩子发现甲状腺结节后，需要补充什么营养 ⋯⋯⋯⋯ 159

后记 ⋯⋯⋯⋯⋯⋯⋯⋯⋯⋯⋯⋯⋯⋯⋯⋯⋯⋯⋯⋯⋯⋯⋯ 160

第 1 篇

查一查

1 什么是青春期

青春期是由儿童转向成人的过渡时期，从第二性征出现开始至体格发育停滞结束，是孩子生长发育过程中一个极其重要的阶段。青春期的年龄范围一般为 10～20 岁，但对于每个孩子来说，青春期的开始与结束年龄都是不同的，可相差 2～4 岁。女孩青春期开始和结束相对较早，通常比男孩早 2 年左右。在此期间，孩子的体格生长发育再次加速，出现第二次生长高峰，生殖系统的发育也开始加速并渐趋成熟。这一时期的孩子可能出现情绪多变且不稳定，精神、行为和心理问题开始增加。

2 青春期孩子身高增长特点

青春期孩子体格生长有自身的特点。经过儿童期的平稳生长阶段，受性激素的影响，女孩多在 10～12 岁、男孩多在 12～14 岁进入青春期。青春期孩子身高生长的变化规律为：在即将进入青春期时，可出现暂时性的生长速率缓慢；而在青春期启动 1～2 年后体格生长会出现生后的第二个身高增长高峰，身高快速增长；之后增长减速直至最后停止生长。孩子的身高增长高峰一般持续 2～3 年，男孩身高每年增长 8～12 厘米，女孩身高每年增长 7～10 厘米。正常成人身高的差异是由青春期生长速率不同引起的，青春期开始的身高相比于青春期开始的年龄对孩子最终身高的影响更大。

 3 如何判断孩子身高增长情况

伴随着青春期孩子身高的增长，许多家长开始出现焦虑的心理，不知道如何正确判断孩子的身高增长情况。部分家长认为孩子身高达不到平均值即不正常，属于矮小。其实不然。在临床上以儿童身高低于同种族、同性别、同年龄第三百分位（P3）为矮小的认定标准。专家通过大量样本调查了中国儿童生长发育正常值，从而绘制出中国 2～18 岁男女儿童身高、体重百分位曲线图，见图1-1、图1-2。图中横轴表示年龄，纵轴表示身高和体重。家长通过测量孩子在某一年龄时的身高并在图中找到对应点，便能判断出孩子此时身高所处的百分位。而定期连续测量孩子身高，通过测量值的各点绘制出生长曲线图，获得在一定时间内的增长值，便可以判断孩子身高生长速度是否存在偏离。若孩子定期测量值各点均在生长曲线上同一等级线，或在 2 条主百分位线内（P3、P10、P25、P50、P75、P90、P97）波动，说明孩子生长正常。而如果经动态追踪观察后发现生长曲线向下偏离越过 2 条主要身高百分位数曲线（如从 >P25 到 <P10）或儿童生长速度在青春期前 <4.0 厘米／年，青春期 <6.0 厘米／年则应引起家长重视，及时寻求儿科内分泌医生的帮助，积极查找原因。

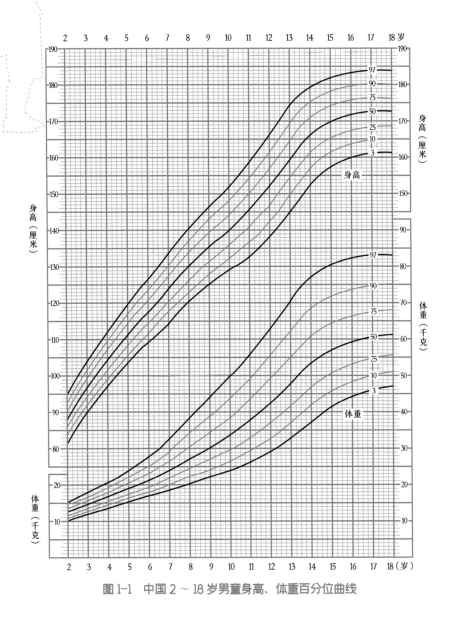

图 1-1　中国 2 ～ 18 岁男童身高、体重百分位曲线

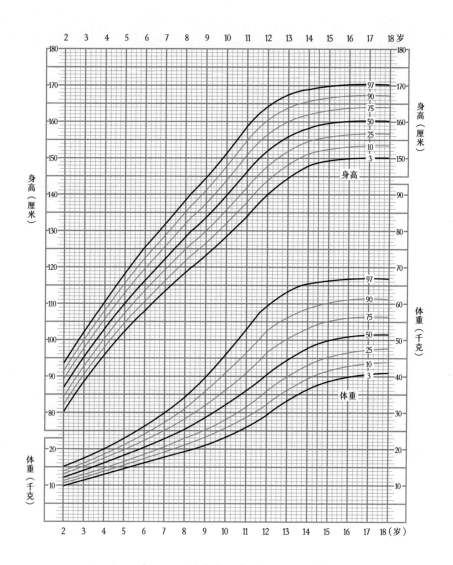

图 1-2　中国 2～18 岁女童身高、体重百分位曲线

❹ 身高测量的方法与原则

　　怎样才能较准确地测量孩子的身高并进行长期监测呢？身高测量通常采用经过检查和校准的立柱式身高计。测量时，孩子要脱去鞋袜、帽子和外衣，以立正姿势站在踏板上；足跟、臀部和两肩胛角间三个点同时接触立柱；头部正直，两眼平视正前方，眼眶下缘与耳郭上缘呈水平位；挺胸收腹，两臂自然下垂；足跟并拢，足尖分开约 60 度角，双膝并拢挺直。测量者站在孩子右侧，手扶滑测板使其轻轻向下滑动，轻压于孩子头顶，确认孩子姿势正确后读取滑测板底面立柱上所示数字，以厘米为单位，记录到小数点后一位。注意测量者的眼睛与滑测板应在一个水平面上。为使测量结果准确可靠，应尽量遵循三同原则，即同一身高尺、同一测量人、同一测量时间段。一般而言，青春期孩子每 3 个月测量 1 次身高是较为合适的频率，但如果孩子出现明显不正常的现象时要及时测量，增加测量频率，从而及早发现问题。

5 成年身高的预测

(一) 遗传靶身高

遗传靶身高是通过公式大致推算出的孩子的遗传身高，具体计算方法为：男孩成年身高（厘米）＝（父亲身高＋母亲身高）÷2＋6.5 厘米，女孩成年身高（厘米）＝（父亲身高＋母亲身高）÷2－6.5 厘米，公式测算数值上下波动 5 厘米。例如，父亲 175 厘米，母亲 165 厘米，那么他们的儿子的遗传身高为：(175＋165) / 2＋6.5＝176.5±5 厘米；女儿的身高为：(175＋165) / 2－6.5＝163.5±5 厘米。我们可以根据公式算出遗传靶身高，但不能机械地去判定孩子的身高应该是多少。一般来说，人的身高 70% 由遗传因素决定，父母或家族的身高对下一代的生长起着重要作用。遗传靶身高只是预测一个遗传趋势，身高除了受遗传因素影响外，与后天的营养和环境、性发育年龄等也有密切关系。生活中我们周围不乏父母身高不理想，孩子身高远高于父母的情况；当然，也有父母身高不错，但孩子远远没有长到遗传身高的情况。

(二) 骨龄

(1) 什么是骨龄。随着家长对孩子生长发育越来越重视，许多家长都会带孩子到儿科生长发育门诊进行生长发育情况的检测。骨发育评价可以准确地知道孩子的发育（生理成熟）程度和偏离正常水平的程度。因此，测骨龄成为一种常用的检查手段。儿童的生长发育可用两个"年龄"来进行评价：一个是我们普遍用的生活年龄（日历年龄），另一个就是骨龄。那什么是骨龄呢？简单地讲，骨龄就是骨骼的年龄。它是以孩子骨骼实际发育程度与标准发育程度进行比较而得到的一个骨骼发育年龄。骨龄是根据骨骼形成的骨化中心以及骨骼的尺寸和形态来评估的。骨的成熟与生长有直接关系，骨龄反映孩子体格发育成熟度的准确性较实际年龄更高。

（2）如何判断孩子骨龄情况。通过测量骨龄，可以间接了解孩子的生长潜力。一般正常儿童的骨龄与生活年龄差值在1岁之内。骨龄大于生活年龄1～2岁或以上为骨成熟较早，这样的孩子虽然身高比同年龄同性别孩子的平均水平高，但因为骨龄大且骨龄增长的速度大于身高增长的速度，骨骺将提前闭合，会导致生长潜力丢失，成年时的终身高反而不高。骨成熟较晚的孩子，身高在青春期前低于同龄儿（但一般不会低于P3，即未达到矮小标准），但孩子的骨龄明显落后于同龄儿。相对来说，这样的孩子有较大的生长潜力和生长空间，生长期长，所以终身高并不会太矮，而这样的孩子大多父母小时候也会有这种情况。例如，小朋友9岁，他的身高处在同年龄同性别孩子的平均水平（135.4厘米），他的骨龄为8.5岁，略小于生活年龄，提示他有超过同龄儿童平均身高的机会。当然，孩子的身高并不是无限生长的，只有在骨骺闭合前才可以长高。通常女孩骨龄14岁、男孩骨龄16岁时骨骺接近闭合。当骨骺闭合后，人的身高将停止生长。

尽管骨龄的规律性变化能比较好地反映儿童体格发育情况和生长潜力。但由于骨骼发育受多因素影响，导致骨龄进展呈现连续性、非匀速性、个体性的特点，所以单次骨龄检测只能反映孩子在该检测时间节点的发育状况。对某一个孩子进行生长评估时要结合青春发育启动年龄、当前性发育分期与进展速度、年生长速率、父母身高以及骨龄等进行综合和动态的跟踪分析。

6 青春期孩子体重相关知识

（一）青春期孩子的体重变化规律

孩子进入青春期后，身高增长加速，体重也会迅速增长，男孩每年增重约 5 千克，女孩约 4 千克，青春期共增长 25 ～ 30 千克，相当于成年人理想体重的 25%。而在女孩 16 岁、男孩 17 岁后体重增长会变得缓慢。

（二）体重测量的正确方法与判断标准

测量体重前，孩子应先排大小便。测量体重时，孩子要脱去鞋袜、帽子和外面的衣服，仅穿背心（或短袖衬衫）、短裤，赤足轻轻地站在画好脚印的踏板适中部位，两手自然下垂，不可摇动或接触其他物体，以免影响准确性。待体重秤指针稳定后读数，以千克为单位。家长可以根据图 1-1、图 1-2 中体重百分位曲线判断孩子体重在同龄孩子中所处的百分位范围。

7 体重指数是什么

（一）青春期孩子体重变化规律

单纯的体重结果并不能直接判断孩子是否超重。体重指数
（BMI），又称体质指数。体重指数与人体体脂含量正相关，是国际
上通用的衡量人体肥胖程度和是否健康的重要标准之一。其计算方
法为体重（千克）除以身高（米）的平方。

（二）体重指数结果的判断

体重指数若处于"均值±10%"范围内，属正常体重；若大于
均值10%～20%，属于超重；大于均值20%，属于肥胖。其中，肥
胖度超过均值20%～30%者，属于轻度肥胖；超过均值30%～50%
者，属于中度肥胖；超过均值50%者，属于重度肥胖。专家根据我
国儿童、青少年群体的生长发育情况制定了中国儿童、青少年超重、
肥胖筛查体重指数分类标准，见表1-1、表1-2。中国成人超重和肥
胖筛查标准将18岁后BMI值大于等于24判断为超重，大于等于28
判断为肥胖。家长可以通过计算孩子的体重指数，判断孩子的体重
是否超标。例如：12岁男孩，身高155厘米，体重60千克，则他的
体重指数为60÷1.55÷1.55 ≈ 24.97，属于肥胖。

表 1-1 女童体重指数分类标准

年龄 周岁	女童体重指数标准		
	均值	超重	肥胖
3.0	15.4	16.9	18.3
3.5	15.3	16.8	18.2
4.0	15.2	16.7	18.1
4.5	15.1	16.6	18.1
5.0	15.0	16.6	18.2
5.5	15.0	16.7	18.3
6.0	15.0	16.7	18.4
6.5	15.0	16.8	18.6
7.0	15.0	16.9	18.8
7.5	15.1	17.1	19.1
8.0	15.2	17.3	19.5
8.5	15.4	17.6	19.9
9.0	15.6	17.9	20.4
9.5	15.8	18.3	20.9
10.0	16.1	18.7	21.5
10.5	16.4	19.1	22.1
11.0	16.7	19.6	22.7
11.5	17.1	20.1	23.3
12.0	17.4	20.5	23.9
12.5	17.8	21.0	24.4
13.0	18.1	21.4	25.0
13.5	18.5	21.8	25.5
14.0	18.8	22.2	25.9
14.5	19.1	22.5	26.3
15.0	19.3	22.8	26.7
15.5	19.5	23.1	27.0
16.0	19.7	23.3	27.2
16.5	19.9	23.5	27.4
17.0	20.0	23.7	27.6
18.0	20.3	24.0	28.0

表1-2 男童体重指数分类标准

年龄 周岁	男童体重指数标准		
	均值	超重	肥胖
3.0	15.7	16.8	18.1
3.5	15.5	16.6	17.9
4.0	15.3	16.5	17.8
4.5	15.2	16.4	17.8
5.0	15.2	16.5	17.9
5.5	15.3	16.6	18.1
6.0	15.3	16.8	18.4
6.5	15.5	17.0	18.8
7.0	15.6	17.2	19.2
7.5	15.8	17.5	19.6
8.0	16.0	17.8	20.1
8.5	16.2	18.2	20.6
9.0	16.4	18.5	21.1
9.5	16.7	18.9	21.7
10.0	17.0	19.3	22.2
10.5	17.2	19.7	22.7
11.0	17.5	20.1	23.2
11.5	17.8	20.4	23.7
12.0	18.1	20.8	24.2
12.5	18.4	21.2	24.6
13.0	18.7	21.5	25.1
13.5	18.9	21.8	25.5
14.0	19.2	22.1	25.8
14.5	19.4	22.4	26.2
15.0	19.7	22.7	26.5
15.5	19.9	22.9	26.8
16.0	20.1	23.2	27.0
16.5	20.3	23.4	27.3
17.0	20.5	23.6	27.5
18.0	20.8	24.0	28.0

(三)青春期脂肪细胞的变化

青春期是人体快速发育的生理阶段，这期间脂肪细胞数会迅速增多。成年后，无论胖瘦，脂肪细胞数目会保持相对稳定。因此，青春期的超重和肥胖和成年后的超重和肥胖有明显的不同：成年肥胖一般是脂肪细胞的体积增大，数目维持相对稳定。而青春期肥胖的孩子在脂肪细胞体积增大的同时脂肪细胞的数目较体形正常的同龄人也增长得更多。

(四)青春期孩子体形的变化

青春期孩子的体形也会发生显著改变。男孩肩部增宽，肌肉发育得更显强壮。女孩逐渐有了身体曲线，臀部脂肪堆积使臀围增大。人体由瘦组织和脂肪组成，瘦组织包括骨骼、肌肉和内脏器官等。青春期前，男孩女孩瘦组织和脂肪量基本相似。青春期开始后，女孩瘦组织含量逐渐低于男孩，11 岁女孩瘦组织是同龄男孩的 97%，15 岁降为 81%，20 岁时仅及同龄男性的 60%。女孩进入青春发育期后，脂肪组织所占比例逐渐增加。

8 青春期心肺功能的变化规律

青春期的孩子在体格发育的同时，呼吸及循环功能也发生着明显变化。衡量呼吸及循环系统发育状况的常用指标有心率、血压、肺活量等。青春期孩子心率测定值随着年龄增长而下降，7～18岁，男女童各下降约10次/分钟。血压的收缩压和舒张压都有随着年龄增长而逐渐增高的趋势，男孩的血压值较女孩略高，尤其青春期后收缩压升高较明显。肺活量随年龄的增长而增长，女孩的增长量低于男孩。在青春期，男孩的肺活量可增长2000～3000毫升，年增长200～500毫升；而女孩只增长1000～2000毫升，年增长100～300毫升。我国学龄儿童脉搏、血压和肺活量各年龄组的参考值见表1-3。

表1-3 中国学龄儿童生理指标参考值

	脉搏 （次/分钟）		血压（毫米汞柱）				肺活量（毫升）	
			舒张压		收缩压			
	平均值	标准差	平均值	标准差	平均值	标准差	平均值	标准差
男								
6岁～	88	10	96	11	59	10	1099	343
7岁～	87	10	98	11	61	10	1282	375
8岁～	86	10	99	11	62	10	1468	415
9岁～	86	10	101	11	64	10	1661	456
10岁～	85	10	103	11	64	10	1868	527
11岁～	84	9	105	11	64	10	2102	611
12岁～	83	9	107	12	66	10	2477	700
13岁～	82	9	110	11	67	10	2830	776
14岁～	81	10	112	11	68	9	3164	808

续表

| | 脉搏
（次 / 分钟） | | 血压（毫米汞柱） | | | | 肺活量（毫升） | |
| | | | 舒张压 | | 收缩压 | | | |
	平均值	标准差	平均值	标准差	平均值	标准差	平均值	标准差
女								
6 岁～	89	11	94	11	58	10	1005	314
7 岁～	87	10	96	11	60	10	1154	343
8 岁～	87	10	98	11	62	10	1308	378
9 岁～	87	10	100	11	63	9	1501	445
10 岁～	87	10	103	11	65	9	1671	476
11 岁～	85	10	103	11	65	9	1830	533
12 岁～	83	10	104	11	65	9	1996	544
13 岁～	83	10	105	11	66	9	2109	574
14 岁～	82	9	105	10	66	9	2208	570

9 女孩性发育分期及一般规律

　　通常，女孩青春期在 10～12 岁开始启动，整个过程需 1.5～6 年，平均 4 年。其青春期发育分为三个阶段：第二性征开始出现到月经初潮为青春期早期；第二性征和性器官的发育主要在青春期中期，从月经初潮至第二性征发育成熟；青春期晚期出现规律月经，生殖器官发育成熟，身高停止增长。

10 第二性征及女孩第二性征变化规律

第二性征是指男女两性除生殖器官以外的外貌特征区别。青春期女孩第二性征首先是乳房开始发育，逐渐丰满而隆起，随后出现阴毛和腋毛，骨盆增宽，音调变高，皮下脂肪尤其是胸、肩、臀部脂肪沉积增多，显现女性特有体态。典型的第二性征发育持续4～5年，以乳房发育和阴毛、腋毛的生长最明显。通常，在乳房发育1年后，身高会大幅增长。

11 女孩性发育分期

临床上，医生常采用 Tanner 分期评价儿童性发育程度，该分期将女孩青春期发育的主要指标乳房和阴毛的发育过程分为五期，见表1-4。

表1-4 中国学龄儿童生理指标参考值

	乳房	阴毛
Ⅰ期	青春前期。仅乳头突出，乳晕直径不足2厘米且未着色	无

续表

	乳房	阴毛
Ⅱ期	乳蕾期。乳头一定程度发育，乳房组织隆起并可触及，乳晕开始增大，乳晕皮肤变薄，色泽逐渐加深。平均年龄9.8岁	大阴唇出现稀疏细长的浅黑色毛。平均年龄9.8岁
Ⅲ期	乳晕乳头融合隆起。平均年龄11.2岁	阴毛增粗、弯曲，颜色加深，扩展至阴阜。平均年龄10.5岁
Ⅳ期	乳晕乳头突出于乳房之上，乳晕与乳房之间有凹陷。平均年龄12.1岁	阴毛覆盖阴阜而呈倒三角形，未扩展到大腿内侧。平均年龄12岁
Ⅴ期	乳头突起，乳晕回缩，乳晕乳房形成一个半球形大隆起。平均年龄14.6岁	阴毛浓密，形成以耻骨上缘为底的倒三角形，扩展到大腿内侧根部。平均年龄13.7岁

青春期女孩生殖器官发育规律

女性生殖器官包括卵巢、子宫、输卵管和阴道。

（1）卵巢发育。青春期开始后，卵巢迅速增大，月经初潮时的卵巢约为性成熟期卵巢大小的30%。性成熟时的卵巢大小约4厘米×3厘米×1厘米，重5～6克。青春期前卵巢表面光滑，青春期开始后，卵巢表面因排卵孔的愈合而呈现凹凸不平。青春期后，在激素的作用下，每月有1～2个卵泡发育成熟而排出。

（2）子宫发育。6岁时子宫开始发育，成熟的子宫大小为7厘米×

4 厘米×3 厘米，约重 50 克。初潮前子宫内膜处于静止期，厚度不足 1 毫米，宫颈腺体基本不活动，几乎见不到黏液。月经初潮后在卵巢激素的影响下，子宫内膜发生增殖、增厚，子宫颈分泌黏液。卵巢激素的撤退使子宫内膜脱落引发出血。青春期早期，月经以无排卵月经居多，青春期晚期，以排卵性月经为主。

（3）阴道及外阴变化。儿童期的阴道为黏膜无皱襞的狭窄管道，分泌物少。10 岁左右阴道开始增长、变宽，逐渐形成阴道穹隆。青春期开始后，阴道继续增长变宽，黏膜增厚出现皱襞，分泌物增多使阴道呈湿润的淡红色。7 岁前女孩的大小阴唇扁而薄，8 岁后逐渐发育，变柔软，阴阜因脂肪沉积而隆起，大阴唇增大掩盖住小阴唇和前庭。青春期开始出现阴毛，大小阴唇出现色素沉着，皮脂腺分泌增多，初潮后阴蒂开始迅速发育。

13 青春期女孩月经相关知识

（一）月经初潮

乳房发育 2.5 年左右，女孩出现第 1 次月经，称为月经初潮。月经是伴随卵巢周期性变化而出现的子宫内膜周期性脱落及出血，规律月经的出现是生殖功能成熟的重要标志。月经初潮年龄多在 13 ～ 14 岁，但可能早在 11 岁或迟至 16 岁。月经初潮年龄受遗传、营养、体重、体脂含量和运动影响，差别很大。初潮后的卵巢活动逐渐由不排卵发育成排卵，月经由不规律逐渐转向规律。

（二）青春期女孩月经特点

正常月经具有周期性。出血的第 1 日为月经周期的开始，两次月经第 1 日的间隔时间即为一个月经周期，大多数青少年的月经周期为 21 ～ 45 日。每次月经持续时间称为经期，一般为 2 ～ 8 日，平均 4 ～ 6 日。月经血呈暗红色，正常月经量为 20 ～ 60 毫升，超过 80 毫升为月经过多。家长可以根据以下小问题，来简单判断孩子的月经出血量是否正常：

①出血最多的几天更换卫生巾 / 卫生棉的频率？

②一个周期需要多少卫生巾 / 卫生棉？

③夜间需要更换卫生巾 / 卫生棉吗？

④排出的血凝块有多大？

⑤有无检查出贫血？

对于正常月经出血量的女孩，答案如下：≥ 3 小时才需要更换卫生巾 / 卫生棉；一个周期需要不到 21 件卫生巾 / 卫生棉；夜间很少需要更换卫生巾 / 卫生棉；血凝块 <1 厘米；没有贫血。

（三）青春期女孩月经与体脂含量的关系

值得家长注意的是，女孩月经初潮以及维持正常排卵与其体脂含量有关。进入青春发育期后，女孩脂肪组织所占比例逐渐增加。国外研究发现，女孩必须达到 47.8 千克这个绝对体重才会出现月经初潮，体脂含量必须达到 16% ～ 23.5% 才会开始有月经，而维持正常排卵周期性月经的体脂含量为 22% ～ 24%。我国女孩出现月经初潮所需绝对体重较轻，但月经初潮及维持正常排卵月经所需的体脂含量与该发现一致。

（四）青春期女孩月经不规律正常吗

月经初潮后最初几年的月经周期变化很大，排卵不规律。这是青春期女孩正常的生理现象。月经初潮后 1 年内排卵者仅占 18%，初潮 5 年左右，80% 以上的女孩出现规律卵巢活动，会逐渐因卵泡发育成熟而具备生育能力。同时，规律排卵所需时间因初潮年龄而异，初潮年龄 <12 岁的女孩大约需 1 年，初潮年龄 12 ～ 13 岁的女孩大约需 3 年，初潮年龄 ≥13 岁的女孩大约需 4.5 年。

（五）月经与身高生长变化的关系

女孩身高生长也会随月经的出现而发生一系列变化。在月经初潮前 1 年，女孩身高生长速度达到顶峰，身高年增加 9 ～ 10 厘米。月经初潮前夕生长速度开始减慢，此后由于受卵巢产生的雌激素影响，生长速度明显下降，直至骨骺完全闭合，生长停止。

⑭ 女孩性早熟与青春期发育延迟

女童在 8 岁前出现第二性征为青春期提前，即为性早熟。而 13 岁后仍无第二性征出现，为青春期发育延迟。

15 女孩青春期发育量表

目前，Tanner 性成熟度量表是评估青春期发育阶段的金标准量表，但须由具有资质的医疗或保健专业人员进行评估。因此，本书为家长介绍一种通过自我报告形式评估性成熟度的青春期发育量表，见表 1-5。孩子填写完成后，家长可辅助进行分数计算。其中 1～4 条目为四级评分：尚未开始（1 分）；刚刚开始（2 分）；已经很明显（3 分）；基本完成（4 分）。而 5a 条目为对立选项：没有（1 分），有（4 分）。计算分数时，将体毛生长、乳房变化和月经初潮三个条目（2、4、5a）的分数相加，从而简单估算孩子处于青春期的哪个发育阶段。分数对应的青春期发育阶段标准见表 1-6。

表 1-5 女孩青春期发育量表

自测题	尚未开始	刚刚开始	已经很明显	基本完成
1.你的身高正快速增长吗？（快速增长指比以往长得更快）	☐	☐	☐	☐
2.体毛的生长怎么样？（体毛指除了头发以外，如腋下和阴毛等）	☐	☐	☐	☐
3.你注意到皮肤的变化，特别是粉刺（俗称青春痘）吗？	☐	☐	☐	☐
4. 你的乳房开始发育了吗？	☐	☐	☐	☐

自测题	尚未开始	刚刚开始	已经很明显	基本完成
5a.你已经有月经了吗？	没有□	有□（选择此项请做 5b 题）		
5b.你第一次来月经的时间：（　　　）年（　　　）月或第一次来月经的年龄：（　　　）岁				

表1-6 自填式 C-PDS 量表的青春期发育阶段分类标准（女孩）

青春期发育阶段	女孩
青春期前	3 分（无月经初潮）
青春期早期	4 分（无月经初潮）
青春期中期	5 分（无月经初潮）
青春期后期	≤11 分（有月经初潮）
青春期后	12 分（有月经初潮）

16 男孩性发育分期及一般规律

一般男孩青春期开始与结束均比女孩晚 2 年左右。男孩青春期同样分为三个阶段：青春期早期为第二性征开始出现到出现首次遗精，在此期间体格生长突增；青春期中期以性器官和第二性征发育为主，从出现首次遗精到第二性征发育成熟为止；青春期晚期自第二性征发育成熟至生殖功能完全成熟。

男孩性发育分期

与女孩一样，医生常采用 Tanner 分期评价男孩性发育程度，将男性青春期发育的主要指标阴毛和生殖器发育过程分为五期，见表 1-7。

表1-7 中国学龄儿童生理指标参考值

	阴毛	生殖器
一期	无阴毛	睾丸长径 <2.5 厘米，容积 <3 毫升
二期	阴茎根部出现少量阴毛	睾丸和阴茎开始增大，睾丸长径 >2.5 ～ 3.3 厘米，容积 ≥ 4 ～ 8 毫升，阴囊皮肤变红、薄而松
三期	毛色加深、变长、增粗向上扩展至耻骨联合	阴茎继续增粗、增大，长径 3.3 ～ 4.0 厘米，容积为 10 ～ 15 毫升，阴囊增大，出现皱襞
四期	阴毛增多，已具有成人阴毛的特征	龟头发育，阴茎长度、宽度进一步增加，睾丸长径 4.0 ～ 4.5 厘米，容积 15 ～ 20 毫升
五期	阴毛继续生长、变厚，扩展至股内侧部，分布为菱形	生殖器发育完成，睾丸长径 >4.5 厘米，容积 25 毫升

18 青春期男孩生殖器官发育规律

通常男孩青春期在 12～14 岁开始，较女孩晚 2 年，整个过程需 5 年以上。男孩生殖器官包括睾丸、附睾、阴茎。睾丸大多在出生时即下降至阴囊内。在青春期以前，男孩外阴处于幼稚状态，睾丸容积约 2 毫升，阴茎长度小于 5 厘米。男孩性发育首先表现为睾丸容积增大（睾丸容积超过 3～4 毫升时即标志着青春期开始，达到 6 毫升以上时即可有遗精现象）。随即出现阴囊增大，阴囊皮肤变薄变红；阴茎增长、增粗；继而出现阴毛、腋毛、胡须和变声等男性第二性征。

19 男孩第二性征发育规律

在生殖器官发育的同时，男性第二性征也随之发育。男性的第二性征发育主要表现在体表所发生的变化，并以毛发的变化最为突出。青春期启动后，男孩的外阴部长出短而细的阴毛；颈部喉结开始突出，说话声音变大变粗，这个时期称为变声期；腋下长出腋毛；脸上也开始长胡须；额部的发际逐步后移；肩带的软骨细胞受雄激素刺激产生增殖反应，形成肩宽、骨盆小的男性体型。青春期前两

性的瘦体量、骨量和体脂量是相同的，青春期后，男孩的瘦体量和
骨量明显增多。

20 青春期男孩遗精相关知识

　　遗精是男孩在生殖系统发育过程中出现的一种正常的生理现
象，也是男孩青春期发育过程的重要标志。但它的发生并不意味着
性成熟，因为首次遗精时，睾丸产生精子数量少，多数精子还不成
熟。男孩首次遗精在 14 ～ 16 岁，之后每月可发生 1 ～ 2 次。遗精
的原因是睾丸不断产生精子，精子成熟后与精囊分泌的乳白色胶状
液体和前列腺分泌的前列腺液组成精液。当精液在体内储存一定时
间，达到一定数量后，如果没有被体内吸收，就会排出体外。若孩
子没有遗精，家长也不必感到不安，因为精液也可以少量多次排
入尿道，随尿液排出体外。而如果遗精太频繁，或生殖器官异常并
伴有第二性征不发育的男孩如果从来没有遗精，就可能有问题，应
到医院请专科医生诊治。遗精虽然是一种正常的生理现象，但也可
由其他因素引起，如生活没有规律，晚上睡觉被子盖得太重，穿过
紧的裤子等。需要提醒的是，遗精后要及时换洗内衣裤、清洗外
生殖器。

21 男孩性早熟与青春期发育延迟

男孩性早熟是指男孩 9 岁及之前，睾丸容积 >4 毫升，或阴毛发育。而男孩青春期发育延迟是指男孩 14 岁及以上，睾丸长径 <2.5 厘米或容积 <4 毫升，阴毛未现。

22 男孩青春期发育量表

同样，家长也可以根据 C-PDS 量表的男孩青春期发育量表简单评估男孩青春期发育阶段，见表 1-8。条目为四级评分：尚未开始（1 分）；刚刚开始（2 分）；已经很明显（3 分）；基本完成（4 分）。计算分数时，需将体毛生长、声音变化和胡须变化三个条目（2、4、5）的分数相加，分数对应的青春期发育阶段分类标准见表 1-9。

表1-8 男孩青春期发育量表

自测题	尚未开始	刚刚开始	已经很明显	基本完成
1.你的身高正快速增长吗?（快速增长指比以往长得更快）	☐	☐	☐	☐
2.体毛的生长怎么样?（体毛指除头发以外,如腋下和阴毛等）	☐	☐	☐	☐
3.你注意到皮肤的变化,特别是粉刺（俗称青春痘）吗?	☐	☐	☐	☐
4.你注意到你的声音变得更加低沉了吗?	☐	☐	☐	☐
5.你开始长出胡须了吗?	☐	☐	☐	☐

表1-9 自填式 C-PDS 量表的青春期发育阶段分类标准（男孩）

青春期发育阶段	男生
青春期前	3分
青春期早期	4或5分（无3分的回答）
青春期中期	6～8分（无4分的回答）
青春期后期	9～11分
青春期后	12分

青春期孩子的营养需求

　　从青春期生长开始，男孩和女孩的营养需要出现较大的差异。同时，青春期由于生长代谢的需要和热能消耗的增加，孩子对能量的需要量也达到高峰。儿童能量需要由 7 ～ 9 岁每日 1700 ～ 2000 千卡增至 10 ～ 18 岁男生 2100 ～ 2900 千卡、女生 2000 ～ 2400 千卡。我国儿童少年膳食能量推荐摄入量见表 1-10。

表 1-10　我国儿童少年膳食能量推荐摄入量

年龄（岁）	千卡 / 日	
	男	女
6 ～	1700	1600
7 ～	1800	1700
8 ～	1900	1800
9 ～	2000	1900
10 ～	2100	2000
11 ～	2400	2200
14 ～ 18	2900	2400

　　青春期孩子在控制总能量摄入的同时，三大宏量营养素的供能比例也有相应的标准。青春期生长发育迅速加快，组织生长需要大量的蛋白质。膳食蛋白质应占总能量的 13% ～ 15%，男孩每天膳食

蛋白质的推荐摄入量为 75 ～ 85 克，女孩为 75 ～ 80 克。青少年每日摄入的蛋白质应有一半为优质蛋白质，为此，膳食中应含有充足的动物性和大豆类食物。脂肪适宜摄入量应占总能量的 25% ～ 30%，其中饱和脂肪酸、多不饱和脂肪酸和单不饱和脂肪酸的比例为 1：1：1。而膳食碳水化合物适宜摄入量为总能量的 55% ～ 65%。各类食物的参考食用量及其可提供的主要营养素含量见表 1-11。

表 1-11 各类食物的参考食用量及其可提供的主要营养素含量

能量（千卡）	食物量（克）								主要营养素含量（克）		
	谷类	肉、鱼、禽	蛋类	豆腐干*	蔬菜	水果	牛乳	植物油	蛋白质	脂肪	碳水化合物
2000	412	90	60	60	500	100	250	19	75	56	300
2100	431	100	60	70	500	100	250	19	79	58	315
2200	452	100	70	70	500	100	250	20	83	61	330
2400	485	110	70	70	500	100	250	21	90	67	360
2900	550	135	70	70	500	150	250	23	109	81	425

注：* 其他豆制品按水分含量折算。如豆腐干 50 克 = 素什锦 50 克 = 北豆腐 50 克 = 南豆腐 120 克。

此外，适当的维生素与矿物质供应也是青春期孩子生长不可或缺的。青春期孩子的维生素与矿物质的推荐摄入量或适宜摄入量见表 1-12。推荐摄入量是指可以满足某一特定性别、年龄及生理状况群体中绝大多数个体（97% ～ 98%）需求量的某种营养素摄入水平；而适宜摄入量是通过观察或实验获得的健康群体某种营养素的摄入量。

表 1-12 青春期孩子的维生素与矿物质的推荐摄入量或适宜摄入量

营养素		年龄（岁）	
		11 ~	14 ~
维生素	维生素A（微克视黄醇当量 / 天）	男 670 女 630	男 820 女 620
	维生素D（微克 / 天）	10	10
	维生素E（适宜）（毫克 α- 生育酚当量 / 天）	13	14
	维生素K（适宜）（微克 / 天）	70	75
	维生素B_1（微克 / 天）	男 1.3 女 1.1	男 1.6 女 1.3
	维生素B_2（微克 / 天）	男 1.3 女 1.1	男 1.5 女 1.2
	维生素B_6（微克 / 天）	1.3	1.4
	维生素B_{12}（微克 / 天）	2.1	2.4
	维生素C（毫克 / 天）	90	100
矿物质	钙（毫克 / 天）	1200	1000
	磷（毫克 / 天）	640	710
	钾（适宜）（毫克 / 天）	1900	2200
	镁（毫克 / 天）	300	320
	钠（适宜）（毫克 / 天）	1400	1600
	氯（适宜）（毫克 / 天）	2200	2500
	铁（毫克 / 天）	男 15 女 18	男 16 女 18
	锌（毫克 / 天）	男 10 女 9	男 12 女 8.5
	碘（微克 / 天）	110	120

注：使用适宜摄入量的营养素在表中营养素一列中以（适宜）表示。

当然，家长也需要注意营养素并非摄入得越多越好。青春期孩子的维生素与矿物质的可耐受最高摄入量见表 1-13。可耐受最高摄入量是指营养素或食物成分的每日摄入量的安全上限，是一个健康人群中几乎所有个体都不会产生毒副作用的最高摄入水平。

表 1-13　青春期孩子的维生素与矿物质的可耐受最高摄入量

营养素		年龄（岁）	
		11 ～	14 ～
维生素	维生素 A（微克视黄醇当量 / 天）	2100	2700
	维生素 D（微克 / 天）	50	50
	维生素 E（毫克 α- 生育酚当量 / 天）	500	600
	维生素 B$_6$（微克 / 天）	45	55
	维生素 C（毫克 / 天）	1400	1800
矿物质	钙（毫克 / 天）	2000	2000
	磷（毫克 / 天）	–	–
	铁（毫克 / 天）	40	40
	锌（毫克 / 天）	28	35
	碘（微克 / 天）	400	500

注：1. 目前有些营养素还没有足够的资料来制定可耐受最高摄入量，所以没有提出可耐受最高摄入量的营养素，并不意味着过多摄入这些营养素没有潜在的危险。

2. 未制定参考值者用"–"表示，未制定主要是因为研究资料不充分，并不表示过量摄入没有风险。

日常饮食除了提供蛋白质、脂类、碳水化合物、矿物质和维生素外，还应提供水、膳食纤维和多种生物活性物质，共同促进青少年的健康成长。水是人体的重要组成成分，随着年龄的增长，人体内水含量逐渐降低，12 岁以上青少年体内的水含量逐渐接近成人水平。人体对水的需要量主要受代谢、性别、年龄、身体活动、温度、膳食等因素影响，不仅个体差异较大，同一个体在不同环境和生理条件下也有差异。青少年饮水首选白开水，适宜摄入量为 11 ～ 13 岁男孩 1300 毫升 / 天、女孩 1100 毫升 / 天，14 ～ 17 岁男孩 1400 毫升 / 天、女孩 1200 毫升 / 天。在天气炎热出汗较多时应适量增加饮水量。

膳食纤维对青少年有显著的健康益处。建议青少年膳食纤维摄入量比成人（25 克 / 天）适当减少，14 岁以下青少年适量下调为 10.0 克 /1000 千卡，14 岁以上接近成人（12.5 ～ 15.0 克 /1000 千卡）。全谷类、薯类、豆类、水果、蔬菜是膳食纤维的主要来源，青少年应保证每日摄入至少 300 ～ 500 克蔬菜水果。

24 青春期孩子的睡眠时间

睡眠时间约占每天的 1/3，充足的睡眠有利于生长激素的分泌，对生长发育有显著的帮助。正常情况下，生长激素的分泌呈脉冲式，夜间分泌比白天多。生长激素分泌峰值一般在入睡后 45 ～ 90 分钟出现。如果入睡时间推迟，生长激素的释放便随之延迟。如夜间不睡觉，生长激素的分泌就很少。不同年龄段孩子生长激素分泌情况各不相同。青春期的孩子虽然醒着也分泌生长激素，但量很少。生长激素主要在睡眠时分泌，在深睡时分泌量急剧增加，高达 690 微克／天，为幼儿期的 7.5 倍。不仅如此，越来越多的研究揭示了睡眠对于儿童青少年的神经心理发育、行为情绪甚至代谢功能产生了显著影响。

青春期孩子的推荐睡眠时间是 8 ～ 10 小时。然而，目前该年龄段孩子的平均睡眠时间仅有 7 ～ 7.25 小时。青少年睡眠不足与内在生物钟的发育变化及外在社会和环境的要求有关。青春期孩子由于身体分泌睡眠激素（褪黑素）的时间推迟，导致个体的生物钟产生变化。青春期开始以后，人体的生物钟会逐渐延后 2 小时。同时，青春期的孩子通常会面对社会及学校课业压力，导致就寝时间延迟。但青春期孩子多处于上学的年龄，早晨早起不可避免，因此，许多青春期孩子处于睡眠不足的状态。此外，好的睡眠质量也是必不可少的，熬夜、睡前吃夜宵等都会影响睡眠质量。

25 青春期的运动

青少年的运动应包括三种类型的身体活动：有氧运动、肌肉张力运动和柔韧性训练。有氧运动是人体在氧气充分供应的情况下进行的体育运动，应该是孩子每天 60 分钟身体活动中的主要部分。有氧运动包括慢跑、游泳、骑自行车、瑜伽、舞蹈等。有氧运动时孩子心率会增快，脉搏应达到最大心率的 50% ～ 60%，每分钟110 ～ 130 次。开始运动时心率可稍低些，如 100 ～ 110 次／分。同时，家长可以通过孩子运动时的表现来判断孩子的有氧运动强度：当孩子进行中等强度运动时，心率、呼吸加快，身体发热、轻微出汗，说话时轻微气短；而当剧烈运动时，心率、呼吸明显加快，几乎不能连贯说话，面红、明显出汗。除了有氧运动，肌肉张力运动和柔韧性训练也是孩子身体活动的必要部分。肌肉张力运动包括哑铃、仰卧起坐、俯卧撑、平板支撑等，能够增强肌肉力量。而柔韧性训练包括各种伸展性活动。除了专门的体育活动，家长平时应该鼓励孩子多做一些其他的身体活动，比如：步行上下学；上下楼梯；和同学一起进行户外活动；参与扫地、拖地、倒垃圾等力所能及的家务。此处列举了一些身体活动的能量消耗，供家长参考，见表1-14。

表1-14 身体活动的能量消耗

活动	每千克体重每活动1分钟的能量消耗 千卡 /（千克·分钟）	活动	每千克体重每活动1分钟的能量消耗 千卡 /（千克·分钟）
铺床、清扫房间	0.056	排球	0.052～0.076
擦地、擦玻璃	0.062	篮球	0.098～0.138
上下楼	0.057	网球	0.109
中等强度跳舞	0.061	足球	0.132
剧烈跳舞	0.083	骑自行车慢骑	0.058～0.101
跳绳	0.130	骑自行车快骑	0.101～0.142
慢跑	0.115	游泳 10 米 / 分	0.050
羽毛球	0.075～0.091	游泳 20 米 / 分	0.070
乒乓球	0.068	游泳 30 米 / 分	0.170

26 体育素质达标标准

(一) 什么是《国家学生体质健康标准》

2014年，教育部印发了关于《国家学生体质健康标准（2014年修订）》的通知。《国家学生体质健康标准》（以下简称《标准》）将大中小学各个年龄段的孩子分为不同的组别，将不同年龄段孩子需要测试的不同指标和权重及其评分和加分标准做了总结。

此标准的学年总分由标准分与附加分之和构成，满分为120分。标准分由各单项指标得分与权重乘积之和组成，满分为100分。附加分根据实测成绩确定，即对成绩超过100分的加分指标进行加分，满分为20分；小学的加分指标为1分钟跳绳，加分幅度为20分；初中、高中的加分指标为男生引体向上和1000米跑，女生1分钟仰卧起坐和800米跑，各指标加分幅度均为10分。

根据学生学年总分评定等级：90.0分及以上为优秀，80.0～89.9分为良好，60.0～79.9分为及格，59.9分及以下为不及格。

（二）标准分评分表：见表1-15至表1-17

表1-15 初一标准分评分表

初一		男生						
等级	单项得分	BMI	肺活量（毫升）	50米跑（秒）	坐位体前屈（厘米）	立定跳远（厘米）	一分钟引体向上（次）	1000米跑（分秒）
权重（%）		15.0	15	20.0	10.0	10	20	10
优秀	100	15.5～22.1	3640	7.8	17.6	225	13	3'55"
	95		3520	7.9	15.9	218	12	4'05"
	90		3400	8.0	14.2	211	11	4'15"
良好	85		3150	8.1	12.3	203	10	4'22"
	80	≤15.4 或 22.2～24.9	2900	8.2	10.4	195	9	4'30"
及格	78		2780	8.4	9.1	191		4'35"
	76		2660	8.6	7.8	187	8	4'40"
	74		2540	8.8	6.5	183		4'45"
	72		2420	9.0	5.2	179	7	4'50"
	70		2300	9.2	3.9	175		4'55"
	68		2180	9.4	2.6	171	6	5'00"
	66		2060	9.6	1.3	167		5'05"
	64		1940	9.8	0.0	163	5	5'10"
	62		1820	10.0	−1.3	159		5'15"
	60	≥25.0	1700	10.2	−2.6	155	4	5'20"
不及格	50		1600	10.4	−3.8	150	3	5'40"
	40		1500	10.6	−5.0	145	2	6'00"
	30		1400	10.8	−6.2	140	1	6'20"
	20		1300	11.0	−7.4	135		6'40"
	10		1200	11.2	−8.6	130		7'00"

女生						
BMI	肺活量（毫升）	50 米跑（秒）	坐位体前屈（厘米）	立定跳远（厘米）	一分钟引体向上（次）	800 米跑（分秒）
15.0	15	20.0	10.0	10	20	10
14.8 ～ 21.7	2750	8.1	21.8	196	50	3'35"
	2650	8.2	20.1	190	48	3'42"
	2550	8.3	18.4	184	46	3'49"
	2450	8.6	16.7	177	43	3'57"
≤ 14.7 或 21.8 ～ 24.4	2350	8.9	15.0	170	40	4'05"
	2250	9.1	13.7	167	38	4'10"
	2150	9.3	12.4	164	36	4'15"
	2050	9.5	11.1	161	34	4'20"
	1950	9.7	9.8	158	32	4'25"
	1850	9.9	8.5	155	30	4'30"
	1750	10.1	7.2	152	28	4'35"
	1650	10.3	5.9	149	26	4'40"
	1550	10.5	4.6	146	24	4'45"
	1450	10.7	3.3	143	22	4'50"
≥ 24.5	1350	10.9	2.0	140	20	4'55"
	1310	11.1	1.2	135	18	5'05"
	1270	11.3	0.4	130	16	5'15"
	1230	11.5	−0.4	125	14	5'25"
	1190	11.7	−1.2	120	12	5'35"
	1150	11.9	−2.0	115	10	5'45"

表 1-16 初二标准分评分表

初二		男生						
等级	单项得分	BMI	肺活量（毫升）	50米跑（秒）	坐位体前屈（厘米）	立定跳远（厘米）	一分钟引体向上（次）	1000米跑（分秒）
权重（%）		15.0	15	20.0	10.0	10	20	10
优秀	100	15.7 ～ 22.5	3940	7.5	19.6	240	14	3'50"
	95		3820	7.6	17.7	233	13	3'55"
	90		3700	7.7	15.8	226	12	4'00"
良好	85		3450	7.8	13.7	218	11	4'07"
	80	≤ 15.6 或 22.6 ～ 25.2	3200	7.9	11.6	210	10	4'15"
及格	78		3080	8.1	10.3	206		4'20"
	76		2960	8.3	9.0	202	9	4'25"
	74		2840	8.5	7.7	198		4'30"
	72		2720	8.7	6.4	194	8	4'35"
	70		2600	8.9	5.1	190		4'40"
	68		2480	9.1	3.8	186	7	4'45"
	66		2360	9.3	2.5	182		4'50"
	64		2240	9.5	1.2	178	6	4'55"
	62		2120	9.7	−0.1	174		5'00"
	60	≥ 25.3	2000	9.9	−1.4	170	5	5'05"
不及格	50		1890	10.1	−2.6	165	4	5'25"
	40		1780	10.3	−3.8	160	3	5'45"
	30		1670	10.5	−5.0	155	2	6'05"
	20		1560	10.7	−6.2	150	1	6'25"
	10		1450	10.9	−7.4	145		6'45"

女生						
BMI	肺活量（毫升）	50米跑（秒）	坐位体前屈（厘米）	立定跳远（厘米）	一分钟引体向上（次）	800米跑（分秒）
15.0	15	20.0	10.0	10	20	10
15.3～22.2	2900	8.0	22.7	200	51	3'30"
	2850	8.1	21.0	194	49	3'37"
	2800	8.2	19.3	188	47	3'44"
	2650	8.5	17.6	181	44	3'52"
≤15.2 或 22.3～24.8	2500	8.8	15.9	174	41	4'00"
	2400	9.0	14.6	171	39	4'05"
	2300	9.2	13.3	168	37	4'10"
	2200	9.4	12.0	165	35	4'15"
	2100	9.6	10.7	162	33	4'20"
	2000	9.8	9.4	159	31	4'25"
	1900	10.0	8.1	156	29	4'30"
	1800	10.2	6.8	153	27	4'35"
	1700	10.4	5.5	150	25	4'40"
	1600	10.6	4.2	147	23	4'45"
≥24.9	1500	10.8	2.9	144	21	4'50"
	1460	11.0	2.1	139	19	5'00"
	1420	11.2	1.3	134	17	5'10"
	1380	11.4	0.5	129	15	5'20"
	1340	11.6	−0.3	124	13	5'30"
	1300	11.8	−1.1	119	11	5'40"

表 1-17　初三标准分评分表

初三		男生						
等级	单项得分	BMI	肺活量（毫升）	50 米跑（秒）	坐位体前屈（厘米）	立定跳远（厘米）	一分钟引体向上（次）	1000 米跑（分秒）
权重（%）		15.0	15	20.0	10.0	10	20	10
优秀	100	15.8～22.8	4240	7.3	21.6	250	15	3'40"
	95		4120	7.4	19.7	245	14	3'45"
	90		4000	7.5	17.8	240	13	3'50"
良好	85		3750	7.6	15.8	233	12	3'57"
	80	≤ 15.7 或 22.9～26.0	3500	7.7	13.8	225	11	4'05"
及格	78		3380	7.9	12.4	221		4'10"
	76		3260	8.1	11.0	217	10	4'15"
	74		3140	8.3	9.6	213		4'20"
	72		3020	8.5	8.2	209	9	4'25"
	70		2900	8.7	6.8	205		4'30"
	68		2780	8.9	5.4	201	8	4'35"
	66		2660	9.1	4.0	197		4'40"
	64		2540	9.3	2.6	193	7	4'45"
	62		2420	9.5	1.2	189		4'50"
	60	≥ 26.1	2300	9.7	-0.2	185	6	4'55"
不及格	50		2180	9.9	-1.4	180	5	5'15"
	40		2060	10.1	-2.6	175	4	5'35"
	30		1940	10.3	-3.8	170	3	5'55"
	20		1820	10.5	-5.0	165	2	6'15"
	10		1700	10.7	-6.2	160	1	6'35"

女生						
BMI	肺活量 （毫升）	50 米跑 （秒）	坐位体前屈 （厘米）	立定跳远 （厘米）	一分钟 引体向上 （次）	800 米跑 （分秒）
15.0	15	20.0	10.0	10	20	10
16.0 ～ 22.6	3050	7.9	21.8	202	52	3'25"
	3000	8.0	20.1	196	50	3'32"
	2950	8.1	18.4	190	48	3'39"
	2800	8.4	16.7	183	45	3'47"
≤ 15.9 或 22.7 ～ 25.1	2650	8.7	15.0	176	42	3'55"
	2550	8.9	13.7	173	40	4'00"
	2450	9.1	12.4	170	38	4'05"
	2350	9.3	11.1	167	36	4'10"
	2250	9.5	9.8	164	34	4'15"
	2150	9.7	8.5	161	32	4'20"
	2050	9.9	7.2	158	30	4'25"
	1950	10.1	5.9	155	28	4'30"
	1850	10.3	4.6	152	26	4'35"
	1750	10.5	3.3	149	24	4'40"
≥ 25.2	1650	10.7	2.0	146	22	4'45"
	1610	10.9	1.2	141	20	4'55"
	1570	11.1	0.4	136	18	5'05"
	1530	11.3	−0.4	131	16	5'15"
	1490	11.5	−1.2	126	14	5'25"
	1450	11.7	−2.0	121	12	5'35"

（三）加分指标评分表：见表1-18至表1-19

表1-18 初中、高中男生加分指标评分表

加分	1	2	3	4	5	6	7	8	9	10
引体向上 （单位：次）	1	2	3	4	5	6	7	8	9	10
1000米跑 （单位：分秒）	–4"	–8"	–12"	–16"	–20"	–23"	–26"	–29"	–32"	–35"

注：引体向上为高优指标，学生成绩超过单项评分100分后，以超过的次数所对应的分数进行加分；1000米跑为低优指标，学生成绩低于单项评分100分后，以减少的秒数所对应的分数进行加分。

表1-19 初中、高中女生加分指标评分表

加分	1	2	3	4	5	6	7	8	9	10
一分钟仰卧起坐 （单位：次）	2	4	6	7	8	9	10	11	12	13
800米跑 （单位：分秒）	–5"	–10"	–15"	–20"	–25"	–30"	–35"	–40"	–45"	–50"

注：一分钟仰卧起坐为高优指标，学生成绩超过单项评分100分后，以超过的次数所对应的分数进行加分；800米跑为低优指标，学生成绩低于单项评分100分后，以减少的秒数所对应的分数进行加分。

27 青春期心理特点

　　青春期是孩子生长发育的关键时期，也是心理发展的重大转折期。青春期的孩子因为身体迅速发育而强烈要求独立，又因为心理发展相对缓慢而保持儿童的依赖性，难免会出现一些心理问题。了解青春期孩子的心理特点能帮助家长理解孩子青春期出现的心理变化，帮助孩子心理逐渐成熟。

　　首先，青春期孩子成人感的形成和独立意向的明显增强是青春期心理发育最突出的一个特点。这种独立是一种精神上的独立。随着青春期孩子体格外貌的变化，社会活动、交往范围的扩大，青春期的孩子会产生并体验到以前所不曾经历的"成人感"。因此，他们在心理上希望被他人当作成人对待，渴望受人尊重，渴望在家庭生活和社会活动中享有与成人相同的权利和地位，要求更大程度的自主权。而独立意向的增强会影响到孩子人际关系的发展。他们为表现自我的独立，有意识地显露出对父母、成人的反抗和疏远意图。而同龄化交往的倾向则异常明显，他们愿意与同龄伙伴分享一切，更在乎的是能否被同龄伙伴接受，在同龄人中他们能找到安全和自信，并通常以结盟的方式来寻求对抗身边的不稳定。

　　青春期孩子心理特点也体现在自我意识的深化发展。自我意识是一个人对自我的认识，包括对自己身体、自我内心感受的认识。青春期自我意识的发展通常要经历一段心理历程。随着青春期的到来，孩子们随着身体各部分的飞速成长和变化带来的不适应、焦虑和烦恼，便会逐渐进入"关心自我"的阶段。孩子学着借用他人的眼睛审视自己，站在一个旁观者的角度有意识地面对自己的各种变化。有时他们会感到自豪，有时也会产生许多的困惑、羞耻，甚至自我拒绝和不接受。正是不断地将自己的身体、容貌、能力、性格与他人比较，促使他们的自我认识逐步深化，最终帮助他们获得一种恰如其分的自我认知。

性意识的全面觉醒是青春期又一独特的心理发展特点。在青春期，性器官及第二性征的发育成熟，标志着孩子们有了真正的两性分化。性生理的发育促进了孩子性心理和性情感的发展，使他们产生了对两性差异、两性关系的觉知。青春期的孩子出现了明确的对两性差异的好奇和追求，开始产生对异性的兴趣、关心和亲近欲，以及直接与异性朋友交往的心理倾向。

28 青春期的智力发育

青春期是智力发育的重要阶段。这时期，孩子的感知觉非常灵敏；记忆力增强，有意识记忆开始占主导地位；思维能力不断扩大、加深，抽象逻辑思维日益增强，但思维中的具体形象成分仍起重要作用；思维活动的组织性、创造性、独立性和批判性有显著发展；能正确掌握概念，并进行判断和推理；随着学习内容的丰富和生活领域的扩大，逐渐建立起比较明确的理想。

29　青春期心理特点

儿童行为量表是在众多的儿童行为量表中用得较多，内容较全面的一种。这一量表主要用于评估儿童的社交能力和行为问题，内容分三部分：

（1）一般项目。姓名，性别，年龄，出生日期，年级，种族，父亲职业（工种），母亲职业（工种），填表者（父、母、其他），填表日期。

（2）社交能力。包括七大类：参加体育运动情况，课余爱好，参加集体（组织）情况，课余职业或劳动，交友情况，与家人及其他小孩相处情况，在校学习情况。

（3）行为问题。包括113条，其中56条包括8小项，113条为"其他"。填表时按最近半年（6个月）内的表现记分，例如第30条"怕上学"，如果过去有，而最近半年内无此表现，即记0分。

第一部分的项目不记分。

第二部分的项目除个别条目外，均需记分，其记分方法如下：

Ⅰ（1）：无爱好或一种爱好记0分，两种爱好记1分，三种或以上记2分。

Ⅰ（2）及Ⅰ（3）："不知道"不记分，低于一般记0分，一般记1分，高于一般记2分。（2）及（3）的分数加起来求出平均数，作为这一项的分数。

Ⅱ（1）：记分法同Ⅰ（1）。

Ⅱ（2）及Ⅱ（3）：记分法同Ⅰ（2）及Ⅰ（3）。

Ⅲ（1）：记分法同Ⅰ（1）。

Ⅲ（2）：记分法同Ⅰ（2）及Ⅰ（3）。

Ⅳ（1）：记分法同Ⅰ（1）。

Ⅳ（2）：记分法同Ⅰ（1）及Ⅰ（2）。

Ⅴ（1）：无或一个，记0分，二或三个，记1分，四个或以上，记2分。

Ⅴ（2）：不到一次记0分，一、二次记1分，三次及以上记2分。

Ⅵ：较差记0分，差不多记1分，较好记2分，把a、b、c的三个分数加起来求出平均分，作为一个分数，d的记分法同上，另作一个分数（Ⅵ项有两个分数）。

Ⅶ（1）：不及格记0分，中等以下记1分，中等记2分，中等以上记3分。把各项分数加起来求出平均数，作为Ⅶ（1）的分数。

Ⅶ（2）："不是"记1分，"是"记0分。

Ⅶ（3）："没有"记1分，"留过"记0分。

Ⅶ（4）："没有"记1分，有问题记0分。

问题开始及解决情况不记分。

第二部分的内容又被归纳为三个因子，即活动情况（包括第Ⅰ、Ⅲ、Ⅳ条），社交情况（第Ⅲ、Ⅴ、Ⅵ条）及学校情况（第Ⅶ条）。如果将这三个因子从左到右排列在横轴上，把各因子的总分从少（0）到多、按百分位数从下向上排列在纵轴上，就可以构成"儿童社会能力廓图"。社会能力的分数越高越好，但绝大多数儿童的分数处于 2 百分位和 69 百分位之间。低于 2 百分位者被认为异常。

6 ～ 16 岁儿童社交能力分数的正常范围列表如下（见表 1-20、表 1-21），供家长参考。

表 1-20 6 ～ 11 岁男孩、女孩社交能力的分数的正常范围

	男孩			女孩		
69 百分位 平均分	8.5 ～ 9	7.5 ～ 8	5.0 ～ 5.5	8.5 ～ 9	7.5 ～ 8	5.5 ～ 6
2 百分位 平均分	3 ～ 3.5	3 ～ 3.5	2 ～ 2.5	2.5 ～ 3	3.5	3 ～ 3.5
因子名称	活动能力	社交情况	学校情况	活动能力	社交情况	学校情况
包括项目	I、II、IV	III、V、VI	VII	I、II、IV	III、V、VI	VII

表 1-21 12 ～ 16 岁男孩、女孩社交能力的分数的正常范围

	男孩			女孩		
69 百分位 平均分	8.5 ～ 9	8.5	5 ～ 5.5	8.5 ～ 9	8 ～ 8.5	5.6 ～ 6
2 百分位 平均分	3.5	3.5 ～ 4	2 ～ 2.5	3	3	3
因子名称	活动能力	社交情况	学校情况	活动能力	社交情况	学校情况
包括项目	I、II、IV	III、V、VI	VII	I、II、IV	III、V、VI	VII

第三部分是这一量表的重点部分。

113 条行为问题是任意排列的。每一条行为问题都有一个分数（0 分，1 分或 2 分）称为粗分，把 113 条的粗分加起来，称为总粗分，分数越高，行为问题越大；越低则行为问题越小。因此，根据大样本的统计分析，可以算出一个正常上限（不需下限），4 ～ 5、6 ～ 11、12 ～ 16 岁男孩的总粗分上限分别为 42、40 ～ 42 和 38 分，同龄女孩的上限分别为 42 ～ 45、37 ～ 41 和 37 分。超过这个上限分数，就应做进一步检查。

儿童行为量表

第一部分：一般项目

儿童姓名：　　　　　　　　性　　别：男 □　女 □

年　　龄：　　　出生日期：　　年　　月　　日

年　　级：　　　种　　族：

父母职业（请填具体，如车工、鞋店售货员、主妇等）

父亲职业：　　　　　　　　母亲职业：

填表者：父：□，母：□，其他人：□

填表日期：　　年　　月　　日

第二部分：社会能力

I.（1）请列出你孩子最爱好的体育运动项目（如游泳、棒球等）：

　　　　无爱好：□

　　　　爱　好：a.　　　b.　　　c.

（2）与同龄儿童相比，他（她）在这些项目上花去时间多少

　　不知道　　　　较少　　　　一般　　　　较多

　　□　　　　　　□　　　　　□　　　　　□

（3）与同龄儿童相比，他（她）的运动水平如何

　　不知道　　　　较低　　　　一般　　　　较高

　　□　　　　　　□　　　　　□　　　　　□

Ⅱ.（1）请列出你孩子在体育运动以外的爱好（如集邮、看书、弹琴等，不包括看电视）

　　无爱好：□

　　爱　好：a.　　　b.　　　c.

（2）与同龄儿童相比，他（她）花在这些爱好上的时间多少

　　不知道　　　　较少　　　　一般　　　　较多

　　□　　　　　　□　　　　　□　　　　　□

（3）与同龄儿童相比，他（她）的爱好水平如何

　　不知道　　　　较低　　　　一般　　　　较高

　　□　　　　　　□　　　　　□　　　　　□

Ⅲ.（1）请列出你孩子参加的组织、俱乐部、团队或小组的名称

　　未参加：□

　　参　加：a.　　　b.　　　c.

（2）与同龄的参加者相比，他（她）在这些组织中的活跃程度如何

　　不知道　　　　较低　　　　一般　　　　较高

　　□　　　　　　□　　　　　□　　　　　□

Ⅳ.（1）请列出你孩子有无干活或打零工的情况（如送报、帮人照顾小孩、帮人搞卫生等）

没有：□

有：a.　　　b.　　　c.

（2）与同龄儿童相比，他（她）工作质量如何

不知道	较差	一般	较好
□	□	□	□

Ⅴ.（1）你孩子有几个要好的朋友

无	1个	2～3个	4个及以上
□	□	□	□

（2）你孩子与这些朋友每星期大概在一起几次

不到1次	1～2次	3次及以上
□	□	□

Ⅵ.与同龄儿童相比，你孩子在下列方面表现如何

	较差	差不多	较好
a. 与兄弟姐妹相处	□	□	□
b. 与其他儿童相处	□	□	□
c. 对父母的行为	□	□	□
d. 自己工作和游戏	□	□	□

Ⅶ.（1）当前学习成绩（对6岁以上儿童而言）　未上学 □

	不及格	中等以下	中等	中等以上
a. 阅读课	□	□	□	□
b. 写作课	□	□	□	□

c. 算术课　□　　　□　　　□　　　□

d. 拼音课　□　　　□　　　□　　　□

　　其他课（如历史、地理、常识、外语等）

e.　　　　□　　　□　　　□　　　□

f.　　　　□　　　□　　　□　　　□

g.　　　　□　　　□　　　□　　　□

（2）你孩子是否在特殊班级

　　不是：□

　　是：□，什么性质：

（3）你孩子是否留级?

　　没有：□

　　留过：□，几年级留级：

　　留级理由：

（4）你孩子在学校里有无学习或其他问题（不包括上面三个问题）

　　没　有：□

　　有问题：□，问题内容：

　　问题何时开始：

　　问题是否已解决 未解决：□，已解决：□，何时解决：

第三部分：行为问题

　　Ⅷ. 以下是描述你孩子的项目。只根据最近半年内的情况描述。每一项目后面都有三个数字（0，1，2），如你孩子明显有或经常有此项表现，圈 2；如无此项表现，圈 0。

1. 行为幼稚与其年龄不符　　　　　　　0　1　2　（　　）

2. 过敏性症状　　　　　　　　　　　0　1　2　（　　）

3. 喜欢争论　　　　　　　　　　　　0　1　2　（　　）

4. 哮喘病　　　　　　　　　　　　　0　1　2　（　　）

5. 行为举止像异性儿童　　　　　　　0　1　2　（　　）

6. 随地大便　　　　　　　　　　　　0　1　2　（　　）

7. 喜欢吹牛或自夸　　　　　　　　　0　1　2　（　　）

8. 精神不集中，注意力不能持久　　　0　1　2　（　　）

9. 老是想某些事情不能摆脱，强迫性思维　0　1　2　（　　）

10. 坐立不住，不能安静或活动过多　0　1　2　（　　）

11. 喜欢缠着大人或过分依赖　　　　0　1　2　（　　）

12. 常说感到寂寞　　　　　　　　　0　1　2　（　　）

13. 困惑，做事糊里糊涂　　　　　　0　1　2　（　　）

14. 常常哭叫　　　　　　　　　　　0　1　2　（　　）

15. 虐待动物　　　　　　　　　　　0　1　2　（　　）

16. 虐待、欺侮别人或各啬　　　　　0　1　2　（　　）

17. 好做白日梦或发呆　　　　　　　0　1　2　（　　）

18. 故意伤害自己或企图自杀　　　　0　1　2　（　　）

19. 过分要求别人注意自己　　　　　0　1　2　（　　）

20. 破坏自己的东西　　　　　　　　0　1　2　（　　）

21. 破坏家里或其他儿童的东西　　　0　1　2　（　　）

22. 在家不听话　　　　　　　　　　0　1　2　（　　）

23. 在校不听话　　　　　　　　　　0　1　2　（　　）

24. 不肯好好吃饭　　　　　　　　　0　1　2　（　　）

25. 与其他孩子相处不好　　　　　　　　　0　1　2　（　　）

26. 做了错事自己不感到内疚　　　　　　　0　1　2　（　　）

27. 易忌妒　　　　　　　　　　　　　　　0　1　2　（　　）

28. 吃喝一些不能作为食物的东西　　　　　0　1　2　（　　）

29. 害怕某些动物、场合或地方，不包括学校　0　1　2　（　　）

30. 怕去学校　　　　　　　　　　　　　　0　1　2　（　　）

31. 害怕自己会出现坏念头或做某些坏事情　0　1　2　（　　）

32. 觉得自己必须十全十美　　　　　　　　0　1　2　（　　）

33. 觉得或抱怨没有人疼爱自己　　　　　　0　1　2　（　　）

34. 觉得别人存心为难自己　　　　　　　　0　1　2　（　　）

35. 觉得自己无用或有自卑感　　　　　　　0　1　2　（　　）

36. 常常受伤，容易发生事故　　　　　　　0　1　2　（　　）

37. 经常打架　　　　　　　　　　　　　　0　1　2　（　　）

38. 常被人戏弄　　　　　　　　　　　　　0　1　2　（　　）

39. 常和那些好惹祸的孩子交往　　　　　　0　1　2　（　　）

40. 听到某些实际上没有的声音　　　　　　0　1　2　（　　）

41. 易冲动或做事不加以考虑　　　　　　　0　1　2　（　　）

42. 喜欢孤独　　　　　　　　　　　　　　0　1　2　（　　）

43. 撒谎或欺骗　　　　　　　　　　　　　0　1　2　（　　）

44. 咬指甲　　　　　　　　　　　　　　　0　1　2　（　　）

45. 神经质，过于敏感，过度紧张　　　　　0　1　2　（　　）

46. 神经质的运动或抽动　　　　　　　　　0　1　2　（　　）

47. 做噩梦　　　　　　　　　　　　　　　0　1　2　（　　）

48. 不被其他儿童喜欢　　　　　　　0　1　2　（　　）

49. 便秘　　　　　　　　　　　　　0　1　2　（　　）

50. 过度恐惧或担心　　　　　　　　0　1　2　（　　）

51. 感到头昏　　　　　　　　　　　0　1　2　（　　）

52. 过度自责　　　　　　　　　　　0　1　2　（　　）

53. 贪吃　　　　　　　　　　　　　0　1　2　（　　）

54. 易疲乏　　　　　　　　　　　　0　1　2　（　　）

55. 肥胖　　　　　　　　　　　　　0　1　2　（　　）

56. 找不出原因的躯体症状：

　　a.这里疼那里疼　　　　　　　　0　1　2　（　　）

　　b.头痛　　　　　　　　　　　　0　1　2　（　　）

　　c.恶心　　　　　　　　　　　　0　1　2　（　　）

　　d.眼睛有问题（不包括近视、器质性眼病）0　1　2　（　　）

　　e.发疹或其他皮肤病　　　　　　0　1　2　（　　）

　　f.腹部疼痛或绞痛　　　　　　　0　1　2　（　　）

　　g.呕吐　　　　　　　　　　　　0　1　2　（　　）

　　h.其他疾病　　　　　　　　　　0　1　2　（　　）

57. 对别人身体进行攻击　　　　　　0　1　2　（　　）

58. 挖鼻孔、抓皮肤或身体其他部分　0　1　2　（　　）

59. 公开玩弄自己的生殖器　　　　　0　1　2　（　　）

60. 经常玩弄自己的生殖器　　　　　0　1　2　（　　）

61. 功课差　　　　　　　　　　　　0　1　2　（　　）

62. 身体动作不协调或动作笨拙　　　0　1　2　（　　）

63. 喜欢和年龄较大的儿童在一起　　0　1　2　（　　　）

64. 喜欢和年龄较小的儿童在一起　　0　1　2　（　　　）

65. 不愿与人讲话　　0　1　2　（　　　）

66. 反复重复某些动作，强迫行为　　0　1　2　（　　　）

67. 离家出走　　0　1　2　（　　　）

68. 经常尖叫　　0　1　2　（　　　）

69. 有事闷在心里，不愿告诉别人　　0　1　2　（　　　）

70. 看到某些实际上没有的东西　　0　1　2　（　　　）

71. 感到不自然或容易发窘　　0　1　2　（　　　）

72. 玩火（包括玩火柴或打火机等）　　0　1　2　（　　　）

73. 性方面存在问题　　0　1　2　（　　　）

74. 好炫耀，出洋相　　0　1　2　（　　　）

75. 害羞或胆小　　0　1　2　（　　　）

76. 比大多数孩子睡得少　　0　1　2　（　　　）

77. 比大多数孩子睡得多（不包括赖床）　　0　1　2　（　　　）

78. 大便时玩弄大便或弄脏衣服　　0　1　2　（　　　）

79. 言语问题（如口齿不清等）　　0　1　2　（　　　）

80. 眼神茫然　　0　1　2　（　　　）

81. 在家偷东西　　0　1　2　（　　　）

82. 在外偷东西　　0　1　2　（　　　）

83. 收藏自己不需要的东西（不包括集邮等爱好）0　1　2　（　　　）

84. 怪异行为（不包括其他条提及的）　　0　1　2　（　　　）

85. 怪异想法（不包括其他条提及的）　　0　1　2　（　　　）

86. 倔强、阴郁或容易激怒　　　　0　1　2　（　　）

87. 情绪或情感突然变化　　　　　0　1　2　（　　）

88. 常常生气　　　　　　　　　　0　1　2　（　　）

89. 多疑　　　　　　　　　　　　0　1　2　（　　）

90. 好骂人或讲粗话　　　　　　　0　1　2　（　　）

91. 声言要自杀　　　　　　　　　0　1　2　（　　）

92. 说梦话或有梦游　　　　　　　0　1　2　（　　）

93. 话太多　　　　　　　　　　　0　1　2　（　　）

94. 常戏弄别人　　　　　　　　　0　1　2　（　　）

95. 乱发脾气或脾气暴躁　　　　　0　1　2　（　　）

96. 对性的问题想得太多　　　　　0　1　2　（　　）

97. 威胁他人　　　　　　　　　　0　1　2　（　　）

98. 吮吸大拇指　　　　　　　　　0　1　2　（　　）

99. 过分要求整齐清洁　　　　　　0　1　2　（　　）

100. 睡眠不好　　　　　　　　　　0　1　2　（　　）

101. 逃学、旷课　　　　　　　　　0　1　2　（　　）

102. 不够活跃，动作迟钝或精力不足　0　1　2　（　　）

103. 闷闷不乐，悲伤或抑郁　　　　0　1　2　（　　）

104. 可疑异常地大声吵闹　　　　　0　1　2　（　　）

105. 喝酒或使用成瘾药　　　　　　0　1　2　（　　）

106. 损坏公物　　　　　　　　　　0　1　2　（　　）

107. 白天遗尿　　　　　　　　　　0　1　2　（　　）

108. 夜间遗尿　　　　　　　　　　0　1　2　（　　）

109. 爱哭诉	0	1	2	（　　）
110. 希望成为异性	0	1	2	（　　）
111. 孤独、不合群	0	1	2	（　　）
112. 忧虑重重	0	1	2	（　　）
113. 你的孩子还存在上面未提及的其他问题	0	1	2	（　　）

第**2**篇

学一学

想让孩子长得好，有一个良好的生活质量，好的家庭环境是必不可少的，我们需要在日常生活中掌握一些小妙招。

 # 初中的孩子要怎么吃

合理膳食可促进孩子生长发育，使孩子体质强壮，精神饱满，情绪乐观稳定，并可促进长大后的心理健康。

11～14岁时的膳食结构和饮食行为关系到整个青春期乃至成年后的健康水平。在日常生活中营养要全面，避免孩子挑食、厌食、暴食和饮食不规律，同时也要注意孩子饮食的合理搭配，保证维生素、蛋白质、钙和各种微量元素的均衡摄入。可多吃富含钙质的食物，如肉类、鸡蛋、牛奶等，这些食物可以促进生长激素的分泌。

（一）营养摄取

充足且均衡的营养绝对是长高的制胜关键。想长得又高又壮，不可缺少的营养素包括蛋白质、钙质、维生素 A、维生素 C、维生素 D、矿物质。

蛋白质是构成及修复人体肌肉、骨骼及各部位组织的基本物质，缺乏蛋白质会导致发育迟缓，骨骼和肌肉也会萎缩。肉类、海鲜和牛奶等动物性食品是良好的蛋白质来源，植物性蛋白质则可以从豆类及核果类中获得。

在饮食方面，我们需要注意以下几点。

（1）规律进食。规律饮食是指我们吃饭要有规律，不能暴饮暴食，不能毫无时间观念。三餐应定时定量，每餐能量占全天能量比例分别为早餐占 25% ~ 30%、午餐占 30% ~ 40%、晚餐占 30% ~ 40%。保证早餐吃好，建议早餐应含有谷薯类、肉蛋类、奶类、豆类、果蔬类 5 类食物中的 3 类。

（2）早餐。

①早餐的重要性：

早上的进餐时间一般在 7 点到 8 点为好，这个时间段是人刚刚起来的时候，身体逐渐苏醒，正是需要热量来补充的时候。大部分学生在 8 点的时候已经开始上课，所以只有在 7 点到 8 点之间吃完了早餐，才能够让自己的一整天充满活力。

专家经过长期观察发现，一个人早晨起床后不吃早餐，血液黏度就会增高，且流动缓慢。坚持吃早餐的青少年要比不吃早餐的青少年长得壮实，抗病能力也更强，在课堂上表现得更加突出，听课时精力集中，理解能力更强，学习成绩也大都更加优秀。

②早餐食谱：

【紫薯米糊，蒸玉米，金枪鱼火腿三明治，蒸鸡蛋，麦片，香梨】

做法：早起把鸡蛋和玉米一起蒸一蒸；紫薯去皮切成小粒，加一把大米，用豆浆机打成紫薯米糊，配麦片一起喝；现成的吐司面包，放进三明治机里，铺一层火腿片，铺一层金枪鱼肉碎，再盖上一层吐司面包，合上三明治机，加热三分钟即可。

【牛奶，鸡蛋饼，蒸南瓜，蒸鸡蛋，麦片，提子】

做法：准备两个鸡蛋搅散，加入一勺面粉，少许盐，适量的清水，搅拌成光滑无颗粒的稀面糊，准备一口平底锅，刷一层薄油，倒入面糊，转动平底锅，让面糊均匀地流动开，待面糊凝固后翻面，两面煎至金黄即可；南瓜和鸡蛋蒸一蒸；煮 200 毫升的纯牛奶；洗 5 粒提子。

【豆浆，寿司，水蒸蛋，孜然小土豆，橙子】

做法：睡觉前煮上一锅米饭；第二天早上先用一把黑豆，一把黄豆打个豆浆；往米饭里拌一勺寿司醋，取一片海苔，表面铺上一层米饭，再盖上一层保鲜膜，翻面，往海苔上铺一层黄瓜条、萝卜条、火腿肠条，卷起后沾上一层鱼松粉，切段食用；小土豆可先蒸熟，然后用刀压扁，入锅煎香，撒一层盐、孜然粉、熟芝麻，翻拌均匀，出锅前撒香葱提味即可食用。

（3）午餐。

①午餐规律的重要性：

午餐的进餐时间一般在 12 点左右为好。有些人可能到了吃中午饭的时候，感觉自己肚子并不饿，就会想要将时间稍微往后拖一点，这其实也是可以的。

由于上午体内热能消耗较大，午后还要继续学习，所以青春期孩子的午餐热量应占每天所需总热量的 40%。主食根据三餐食量配比，应在 150 ~ 200 克，可在米饭、面制品（馒头、面条、大饼、玉米面发糕等）中间任意选择。副食 240 ~ 360 克，以满足人体对无机盐和维生素的需要。副食的选择范围很广泛，如肉、蛋、奶、禽类、豆制品类、海产品、蔬菜类等，按照科学配餐的原则挑选几种，相互搭配食用。一般宜选择 50 ～ 100 克的肉禽蛋类，如 50 克豆制品，再配上 200 ～ 250 克蔬菜。要吃些耐饥饿又能产生高热量的炒菜，使体内血糖继续维持在高水平，从而保证下午的工作和学习。但是，中午要吃饱，不等于要暴食，一般吃到八九分饱就可以。

②午餐食谱：

【佛手瓜炒肉片】

做法：佛手瓜削皮后切片，胡萝卜切片；瘦肉切成小片。在瘦肉里放入淀粉和料酒抓匀后腌制 15 分钟。热锅冷油下佛手瓜片和胡萝卜片；半分钟后加入肉片翻炒；放点生抽；放盐、糖、味精调味；勾薄芡就可以出锅了。

【酸辣土豆丝】

做法：土豆丝切好放水浸泡防止氧化，如果喜欢爽脆的口感，里面可加入少许醋。肉切丝，肥瘦分开。准备好葱姜蒜、八角、干辣椒。先放入肥肉、姜片、八角，煸出肉中多余油脂，炒香料。放入所有配料，瘦肉。炒出香味后放入土豆丝，大火炒匀，加盐、花椒粉，断生后沿着锅边放白醋两汤匙，炒熟后即可食用。

（4）晚餐。

①晚餐——接近睡眠须吃少：

晚餐的进餐时间则一般安排在下午 6 点到 7 点，这个时间段是大部分人下班的时间，而且吃完饭后给人留有散步的时间，相对来说是比较合理的。晚饭时间最好别超过 8 点，以免影响消化和睡眠。

晚餐时间如果比较接近睡眠时间，不宜吃得太饱。晚餐后不可吃夜宵。晚餐应选择含纤维和碳水化合物多的食物。但是一般家庭，晚餐很可能是全家三餐中唯一的大家相聚共享天伦的一餐，所以对多数家庭来说，这一餐大都做得非常丰盛，这种做法和健康理念有些违背，因此餐前半小时应有蔬菜汁或是水果的供应。晚餐时仍应有一道以上的生菜沙拉盘，或清炒蔬菜。主食与副食的量都可适量减少，以便到睡觉时正好是空腹状态。

一般而言，晚上多数人血液循环较差，所以可以选些天然的热性食物来促进血液循环，如辣椒、咖喱、肉桂等。寒性蔬菜如小黄瓜、菜瓜、冬瓜等，晚餐可以用量少些。

②晚餐食谱：

【清蒸虾、拌海带丝】

做法：虾用盐水洗净，放入碟中，铺上葱花及姜片，加入料酒，放入水已烧开的锅中隔水蒸5分钟即可；海带丝洗净煮熟，加两大勺糖、两大勺白醋、小半勺盐拌一下，根据个人口味，可以加一些蒜末，撒些芝麻。

（5）吃饭不规律的危害性。孩子吃饭不规律危害性还是很大的，容易让孩子的身体营养不均衡，如果平时孩子喜欢吃甜食，而且矿物质、维生素、蛋白质等营养不足的，时间长了营养不良的情况就会出现，会对生长发育造成不良影响，甚至会造成缺铁性贫血。另外，高脂肪高热量的零食，吃完以后还会让孩子的身材发胖，促进骨骺的闭合，影响最终身高。

孩子的饮食不规律还会对智力发育造成影响。不好好吃饭的孩子，零食可能会摄入得比较多，而零食里面又含有很多添加剂，吃多了可能会对智力造成不良影响，像罐装食品、爆米花、膨化食品里面的铝含量都相对较高，吃多了会对神经细胞造成破坏，容易让孩子反应迟钝、智力下降、发育迟缓。孩子的神经系统发育受损，轻者发生记忆力下降，重者甚至会出现痴呆的表现。

（二）饮食均衡

均衡饮食是指选择多种类和适当分量的食物，以便能提供各种营养素和恰当热量去维持身体组织的生长，增强抵抗力和达到适中的体重。在进食时，应该按照"食物金字塔"的分量比例进食并且每天补充充足水分，以促进健康。

孩子每天应该摄取六大类营养物质（碳水化合物、脂类、蛋白质、维生素、水和无机盐）。

粗粮、细粮要搭配。粗细粮合理搭配混合食用可提高食物的风味，有助于各种营养成分的互补，还能提高食品的营养价值和利用程度。副食品种类要多样，要荤素搭配。肉类、鱼、奶、蛋等富含优质蛋白质，各种新鲜蔬菜和水果富含多种维生素和无机盐，科学搭配能烹调出品种繁多，味道丰富的菜肴，不仅营养全面，还能增强食欲，有利于消化吸收。主副食也应科学搭配。主食是指以碳水化合物为主的粮食食品。主食可以提供主要的热量及蛋白质，副食可以补充优质蛋白质、无机盐和维生素等。干稀饮食也应科学搭配。这样吃，一能增加饱感，二能有助于消化吸收。同时饮食也要适应季节变化：夏季食物应清淡爽口，适当增加盐分和酸味食品，以提高食欲，纠正因出汗而导致的盐分丢失。冬季饭菜可适当增加油脂含量，以增加热量。在日常生活中，可以让青少年参与烹饪的过程，有利于培养他们健康的饮食理念。

（三）合理选择零食

可乐、雪碧等饮料，由于含有大量的糖类及咖啡因，不推荐青少年饮用。反式脂肪酸是一类对健康不利的不饱和脂肪酸，天然脂肪中只有少量存在。油脂氢化是反式脂肪酸的主要来源。沙拉酱、爆米花、代可可脂做成的巧克力、植物奶油等是反式脂肪酸的"重灾区"，要让孩子少吃这类零食。糖果由于糖分太高，且摄入大量的糖果会抑制食欲，所以也不推荐将其作为孩子们的零食。薯片、方便面、烤肠等食物可能含有较多食品添加剂及防腐剂，亦不能过多摄入。炸鸡、薯条等快餐类食物由于都需要高温油炸，对健康不利。那么，什么样的零食才是孩子能吃的呢？答案是坚果及干果类的优质零食。由于坚果是植物的精华部分，营养丰富，含蛋白质、油脂、矿物质、维生素较高，有助于人体生长发育、增强体质和预防疾病。比较推荐的是核桃、松仁、葡萄干、草莓干、西梅干。但由于这类食品热量不低，所以同样不能过量食用。

② 初中的孩子要怎么玩

人体长高是由于长骨干骺端的骺软骨不断生长，而骺软骨的生长需要良好的血液供应。经常参加体育活动，能够促进血液循环，加速新陈代谢，使骨骼组织供血增加，营养增加，再加上运动机械性的摩擦能刺激骺软骨细胞的增殖，使骨骺生长发育旺盛。

运动还能够增进食欲，使孩子晚上容易进入深睡眠，到了早晨还能头脑清醒地自然起床，并在吃好早餐之后以良好的状态开始新的一天。晚饭或午饭一小时后，可建议孩子去跳绳或打羽毛球一小时以上。下面列举了一些有助于孩子长高的运动。

（一）悬垂摆动

利用单杠或门框，高度以身体悬垂杠上、脚趾刚能离开地面为宜。两手握杠，间距稍大于肩宽，两脚并拢，随即身体前后摆动，幅度不要过大，时间不宜过久。练习最好安排在每天早晨，身体尽量松弛下垂，保持 20 秒钟，男生应做 10 ～ 15 次，女生应做 5 ～ 6 次。

（二）跳起摸高

跳起时用双手去摸预先设置的物体，可以是路边树枝、篮球筐或天花板。双脚跳跃，做 30 次。休息片刻后，左右脚分别单脚跳跃，方法同上。

（三）球类活动

打篮球时积极争抢篮板球，跳起断球；打排球时尽量跳起，多做扣杀和拦网动作；在足球运动中多练跳起后用前额击球的动作。

（四）跳跃性练习

可做行进间的单足跳、蛙跳、三级跳、多级跳和原地纵跳等。

（五）有助于身姿挺拔的体操

（1）热身运动。活动四肢各关节，脊背保持平直，上半身前倾，双臂伸直用力向后上方挥动。

（2）走。大幅度摆臂，有力地向前走。

（3）跑。小步跑，同时双拳放在肩上，双臂屈肘在面前旋转；快速跑跳 25 ～ 50 米，重复 4 ～ 6 次。

（4）抻拉。双臂上举，然后向各个方向抻拉，同时踮起脚后跟，重复 6 ～ 8 次。

（5）单杠练习。悬垂（20 秒至 1 分钟），同时身体向右、左转动，双脚并拢；身体向前、后摆荡；顺时针或逆时针方向摆荡。

（6）跳跃式引体向上。下蹲，脊背保持平直，向上跳起，抓住单杠，并利用跳跃的惯性做引体向上（单杠的高度和双手的握距因人而异）。每次至少重复 6 ～ 8 次。

（7）跳跃。向上跳，越跳越高，或达到一个既定高度；从稍高的地方向下跳；下蹲跳起。做 30 ～ 60 个不同姿势的跳跃，双脚用力蹬地。一开始就要按规定数量做，逐渐加大运动量。

每节操做完后应稍稍休息一下，使呼吸平稳，四肢放松。整套操做完后，平躺在地板上，绷紧背部和臀部肌肉，微微挺腰。

每周进行不少于三次练习，每次 35 ～ 45 分钟。坚持下去必有收获。

③ 初中的孩子要怎么睡

　　生长激素在夜间睡眠时分泌得特别旺盛，所以想要长高，千万不要因熬夜而牺牲睡眠时间。睡眠、营养和运动是影响人身体日常机能以及身心健康的三大要素。研究发现，儿童的睡眠时长、质量、节律、规律性对儿童的大脑和身体机能的发育至关重要，夜间睡眠被打断或者时间很短会导致儿童肥胖、认知功能更差并可能带来更多的行为问题，睡眠质量不佳的孩子发生危险事故的可能性更大。另外，睡眠质量不佳还会对学龄儿童的学业产生影响。同时，儿童睡眠的规律性还会影响成年后的身心健康。维持清醒的大脑及良好的行为能力有赖于充足的睡眠时间及良好的睡眠质量。对于儿童来说，睡眠还具有调控生长发育、影响认知功能、维持正常情绪等作用。然而随着社会的不断发展，学习压力增大、社会活动增加，青少年的睡眠问题正成为需要社会关注的重要课题。

（一）睡眠对青少年的影响

　　（1）学习、记忆能力与心理健康。睡眠对青少年的影响是多方面的，日间困倦是睡眠不足最为常见的表现。调查显示，睡眠状况较好的青少年中约有 45.4% 在班级排名中位于前 5%，而睡眠状况较差的青少年中则有 41.9% 在班级排名中位于 75% 以后；同时睡眠状况较优的青少年中有 55% 对新知识、新技能的掌握快于他人，反之则有超过 58% 的青少年对于新知识、新技能的掌握速度相对落后。研究显示，48.2% 的人认为睡眠质量差会使自身记忆力变差；51.1% 的人认为睡眠质量差让注意力难以集中。正常情况下，儿童注意力集中时间在 10～15 分钟，而夜间睡眠不足则使其在上课期间的注意力维持和保持清醒的时间明显下降，甚至仅为 3～5 分钟。

（2）青少年的性格形成。约有 54.7% 的睡眠状况较优的青少年，性格乐观、开朗并有较好的社交能力，而 33% 的睡眠状况较差的青少年则对父母的依赖更强、遇事更多地需要依从家长作出的决定；同时，约有 40.5% 睡眠质量较差的青少年会出现神经衰弱或抑郁等情况，而在睡眠状况较好的儿童中，这一比例仅有 1.4%。在有睡眠呼吸障碍的儿童中，约有 20% 会出现性格改变、夜间噩梦、行为怪异等情况。

（3）生长发育与身体健康。睡眠对内分泌系统的很多方面都有着重要的调节作用。就寝时间的推迟、睡眠时间不足、睡眠结构紊乱、深睡眠减少均会影响儿童生长激素分泌。有睡眠问题的儿童约有 56% 会表现出生长缓慢等情况。除对生长发育的影响外，睡眠状况亦与儿童身体健康密切相关。睡眠不足为儿童肥胖的高危因素，尤其是对于学龄期儿童。同时，睡眠时长不足、睡眠质量差以及睡眠障碍亦会对儿童的呼吸、免疫系统甚至颌面部发育产生不同程度的不良影响。

（4）睡眠相关疾病。睡眠呼吸疾病在儿童睡眠相关疾病中占 7%～10%，近些年在人群中引发关注较多的儿童阻塞性睡眠呼吸暂停综合征占比为 2%，影响儿童身体和精神的健康。梦游、梦呓、夜惊等异态睡眠以及由躯体、神经疾病引发的病态睡眠都是可能导致睡眠质量降低的相关因素。

（二）影响睡眠的因素

（1）繁重的课业压力。学校的课业负担为影响青少年睡眠的首要因素。调查研究显示，约 67.3% 的青少年因此导致睡眠时间的压缩。除去上课时间，我国青少年平均每天的作业时长为 2～4 小时。交叉分析显示，睡眠状况较好的青少年作业时长多控制在 2～3 小时，用时相对较少。学校的上学时间也是青少年睡眠减少的因素。除了平时晨起较早，睡眠时间减少以外，很多青少年因欠下"睡眠债"而使得周末晨起时间明显推迟，生物钟不能保持稳定状态，导致出现睡眠紊乱、睡眠质量下降等情况。

（2）环境因素。随着科技的发展，睡眠也像其他人类活动一样，受到由工业革命带来的人造光源及噪声的影响。调查显示，约 24.8% 的青少年睡眠质量下降与噪声、光等恶劣睡眠环境相关，如卧室内光线亮、背景声嘈杂等；睡前接触电子产品、长时间玩电子游戏也是造成青少年睡眠状况差的原因之一。家长的行为同样会对青少年的睡眠产生影响。睡眠状况较差的青少年的父母中，有 67% 左右的会经常在儿童面前玩手机或者电脑，而睡眠状况较好的青少年的父母中，这一比例仅为 35%；家长辅导作业时的情绪、家庭的氛围以及父母对睡眠常识的缺乏也可能对青少年睡眠质量产生一定影响。

（三）建议

睡眠不足导致的困倦在青少年中有很高的发生率，已成为亟待解决的公众健康问题。2011 年教育部在北京召开座谈会并将改善青少年睡眠的实施办法向全国推广。很多睡眠问题的防治方法也依赖于父母的支持、鼓励以及安慰。具体实施办法如下：

（1）家长应学习正确的睡眠相关知识，为孩子合理规划睡眠时间。对于入睡困难的孩子，家长可以进行一定的行为干预。

（2）除了睡眠以外不要让孩子在卧室进行其他活动。

（3）让孩子每日上午及下午进行约 30 分钟的锻炼，但是不要在睡前 3 小时进行体育活动。

（4）睡前 1.5 ～ 2 小时可让孩子洗个热水澡。

（5）不要让孩子空腹上床，但应避免睡前食用过于油腻或难消化的食物；确保卧室夜间温度及湿度适宜，且不受光和声音的干扰。

（6）对于因入睡困难而情绪焦躁的孩子，要注意不要在其睡不着时反复看时间，这可能会引起孩子的挫败感、愤怒和担心，应改变闹钟位置但不要看它。

（7）不要把孩子的学习和生活问题带到床上，因为烦恼会干扰睡眠。

（8）对于不能放松的孩子，可以引导其尝试躯体扫描等正念疗法。

（9）家长应注意观察孩子夜间的睡眠情况，若孩子发生睡眠中频繁打鼾、憋气、张口呼吸、梦呓、遗尿等情况，以及不能缓解的失眠症状，应带孩子及时就医，对孩子的睡眠及身心健康给予更多的关注。

4 初中的孩子怎么穿搭

（一）怎样穿才算温度适宜

俗话说：要想孩子保平安，要带三分饥与寒。每当天气变冷，一些家长会早早地就给孩子加上厚衣服。很多医生朋友发现，不少孩子来看病时，额头上、背上汗涔涔的，都是衣服捂得太多了。孩子生病发烧的原因，往往不是穿得少了，而是穿得太多了！那么，如何判断呢？有两种办法：第一，摸孩子的锁骨，如果锁骨是温热的，说明衣服穿得刚刚好；第二，摸后背，如果后背有汗，甚至衣服都已经湿了，说明衣服穿得太多了，应该及时减衣。实际上，孩子穿衣件数应和大人一致或者比大人少一件。很多家长有"孩子要比大人穿得多"的想法，这其实是错的。此外，无论什么季节，都应给孩子选择棉布、真丝或麻质面料的，吸汗而不刺激肌肤的衣服。过紧、过厚的衣裤会限制孩子的运动和发育，不利于排汗、透气，遇到凉风就容易伤风感冒。科学穿衣，可参照"穿衣公式"：气温＋衣服增加的温度 =26 摄氏度。每件衣服能增加的温度为：厚羽绒服9 摄氏度，薄款羽绒服 6 摄氏度，稍厚弹力絮棉衣 5 摄氏度，厚羊毛衫 4 摄氏度，棉背心 4 摄氏度，抓绒衣服 3 摄氏度，薄外套 3 摄氏度，厚棉毛衫 2 摄氏度，薄棉毛衫是 1 摄氏度。气温加上衣服所能增加的温度，控制在 26 摄氏度，是孩子最舒服的穿衣状况。当然，根据每个孩子身体条件的不同，最适宜的温度也许也略有差异。家长们可以根据结论稍做调整。

（二）孩子的穿着不要过于华丽

在孩子的穿戴打扮上，家长千万不要太过讲究，太过追求华丽。家人应该避免格外溺爱，千万不要变着法地打扮孩子。不能给孩子烫发，更不能涂指甲油。现在有些孩子的衣服各式各样，多得都穿不过来，家里人还争着抢着买新衣服。殊不知，大人们的无心举动，却在孩子们心里种下了过分追求穿着打扮的种子。有些孩子养成了哪件衣服能引人注目、羡慕，就穿哪件的坏习惯。一些孩子每天早晨在穿衣镜前，扭来摆去，照来照去，又梳头又抹脸，磨蹭半个多小时，别说影响上早自习，有时连早饭都没时间吃。久而久之，这类孩子的心思就不会放在学习上了。

（三）如何为孩子选择适合的衣物

家长在选择孩子的服装时，首先要注意的是衣服的颜色。孩子对颜色有着原始的敏感和独特的喜好，所以，首先要从儿童的形体及肤色上做判断。肤色较暗的孩子，应首选颜色明度高、纯度高的服装，显得醒目、精神。如果这个小孩儿肤色亮一些的话，那么他对色彩的适应范围就宽一些，如穿粉色、黄色、红色，人会显得活泼、亮丽，即使是穿灰色，黑色，人也会显得清秀、雅致，给人一种"浓妆淡抹总相宜"的感觉。

在注重色彩与青少年的肤色相适应的同时，还要注意青少年的体形与衣物色彩的搭配。如果是一个比较胖的孩子，要选冷色或深色的服饰，如灰、黑、蓝，因为冷色、暗色可以起到视觉上的收缩作用；如果孩子是比较瘦弱的，那么，我们可以为他选择一些暖色的衣服，如绿色、米色、咖啡色等，这些颜色在视觉上是向外扩展的，能给人们一种热烈的感觉。

当然，配色是没有固定格式的，过分的程式化会显得呆板，没有生气，但变化太多了，又容易显得很杂乱，唯一的宗旨是配色美。

其次，要考虑青少年的天性。在玩的过程中，衣服的舒适程度是很重要的一个因素。孩子身体正在发育，穿着舒适、洒脱、宽松的休闲类衣服，平时做游戏、跑动等，都方便，既有利于身体的发育，还能给人一种可爱、舒适、随意的印象。我们还可以利用衣服的款式来补足一些孩子体形的不足，比如，长得比较胖的孩子，给他们选择上衣时就要选择无领或圆领的衣服。下身穿的裤子不要太肥，夏秋季穿收腿的七分裤或九分裤为好，这样穿上之后，孩子给人的整体感觉就不会太胖。一条牛仔裤，身体瘦长的孩子穿上之后，就显得身材纤细、匀称，而腿粗的孩子穿上之后，就可能会显得臃肿。这样的孩子，不妨给他选一件薄而略长的上衣遮住臀部，下身再配一条修长一点的直筒裤，那么穿上之后，就会给人一种身材修长的感觉。总之，衣服没有落不落伍一说，关键在于我们如何搭配。

另外，由于青少年活泼、好动，没有太多保护衣服的意识，所以他们的衣服布料应以结实、耐脏、不易损坏为主，同时布料的舒适度也应考虑。

（四） 如何正确看待爱穿中性衣服的孩子

老话常说"女爱红装，男爱酷装"，不过现在一些中学生的打扮，着实颠覆了这个传统观念。女孩子剪了短发穿起素色男装，男孩又喜欢起了可爱的小饰品。为了穿衣打扮的问题，很多家长一说再说，就是不见孩子有变化。一些细心的父母不禁想问，难道孩子真的渴望变成异性吗？

首先，家长要知道，随着电视、手机等电子产品的普及，孩子们从小就主动或被动地接受了大量的信息，青少年时期的孩子可能已经有了崇拜的偶像。家长应尽量接受孩子模仿偶像的欲望，不要随意打击他的想法（只要他的偶像是健康、优秀的）。家长不妨静下心来和孩子谈谈，在中性打扮中得到了什么？为什么需要这些感觉？

其实，青春期的孩子喜欢"异常"的着装本来就是他们的特点，多数孩子只是通过打扮表达自己独立的意愿。家长不妨从孩子的打扮去了解他为什么要这么做。青春期的孩子是需要偶像的。对父母认同度高的孩子，会模仿父母；如果在家里找不到想模仿的人，那么同龄人都喜欢的偶像，就成了孩子的模仿对象。特别是男孩子，如果平时不认同父亲的男性形象，会更容易去家庭外寻找模仿对象。模仿正是寻找社会认同的一种方式。同学都喜欢的偶像，自己也要用某种方式去了解和模仿，这样才不至于觉得自己异于常人。而往往连孩子也意识不到，自己模仿偶像，只是因为无意识地受到了大环境的影响。

如果想让孩子形成正确的人生观、价值观，家长们在家庭生活中就需要以身作则，勿刻意打扮，注意自己的言行举止，为孩子树立好榜样；同时还要为孩子寻找充满正能量的偶像，跟偶像学习我国的优秀传统文化，了解我们国家的历史，引导孩子向着积极的方向发展。

青少年时期的孩子们好奇心和探索欲都很强，一部分孩子可能会产生这样的想法：异性比自己的性别更有优势。比如，女孩羡慕男孩性格里的干脆、洒脱，而男孩也会希望像女孩一样，被关心、被照顾。想通过异性的装扮去尝试做异性的感觉，这对独立愿望非常强的青少年来说并不奇怪。"独立是通过探索而来的。"而事实上，成年后很多人都会感觉到，男性和女性的性格并不是互不兼容的，可以在同一个人身上并存。所以，很多"假小子"随着年龄增长，也就不再故意模仿男性的装扮了。

还有些孩子是通过装扮来宣泄情绪。青春期的孩子，通常都很冲动，有很多情绪要发泄。有的孩子为了反抗家长的管束，会故意穿一些奇装异服。建议家长们先压一压自己反感的情绪，换个角度来看孩子的另类打扮。如果孩子有情绪发泄不出来，可能就会找一些方法来表达，比如穿奇怪的衣服标榜自己很特别，或者穿大尺码的衣服来增加安全感，等等。另类的打扮后面，一定有不一样的想法，所以多和孩子沟通要比评价他们的穿着有用得多。家长也需要学习一些心理学知识，才能有利于健康亲子关系的培养。

5 青春期儿童的教养原则

一个生命自呱呱坠地以来，在父母精心的照顾下，历经脆弱的婴儿期、多动好奇的幼儿期、快速发展的学龄前期、稳定学习的学龄期，终于进入即将成为大人的青春期。这一段由儿童向成年转化的过程，其特殊性对每一个个体来说，都是一生中其他年龄阶段所不能比拟的。虽然生理上快速成熟，但青春期孩子的心理、行为和社会发育尚未成熟，不仅孩子自己需要经历大量的忘却、调整、重新学习，如认知更新、三观建立等，父母也同样需要随之踏上一段充满挑战的教养旅程。

原本会大声向邻居、长辈问好的孩子，其礼貌性问候的话语突然变得小声得几乎听不见；原本白净的脸上，陆续出现痘痘；儿时亦步亦趋的顽皮身影，不再亲密地跟在父母身后……此时大多数父母会察觉到孩子进入青春期后的亲子疏离感，并会感到一点儿淡淡的失落、无奈、不舍。以往那个可爱的孩子，变得"不再可爱"甚至"浑身带刺儿"，而父母的爱意却依旧浓烈，很多父母无法随着孩子的成长而转变自身的教育方式与理念，这就很容易引发"青春期旅程"中的亲子冲突。如很多专家学者所言：养孩子就如同放风筝，孩子的年龄日益增长，父母手中的风筝线也要放得更松、更长。青春期的孩子，对自己的事情有自己的判断，希望能够对自己的事情进行管控，所以不再像小时候那么听话那么乖。很多时候，不是孩子叛逆，是父母没有适应孩子的成长，父母成长太慢。如何在孩子青春期的教养旅程中，转变教育理念，和孩子一起成长，是目前很多父母需要学习或提前学习的课程。

首先我们要知道，青春期的孩子为什么如此"特殊"？青春期的孩子充满不安与冲突，有叛逆和反抗成人权威的倾向；青春期的孩子情绪波动很大，极端与忧郁情绪更容易出现；青春期的孩子发生鲁莽、不遵守规范行为的比例更高。心理学家称这段不稳定的时期为"风暴期"。身体的成长、性器官的发育、激素水平的不稳定使得孩子在青春期更易展现以下特点：

进入青春期的孩子由于性发育加速，对异性会有强烈的交往欲望。他们要独立，爱面子，但又缺乏独立的能力；他们对事物能做出自己的判断和见解，自我认定中的"成人感"与成人眼中的"孩子气"有矛盾冲突；他们更易出现情绪不稳，常常表现出幼稚的感情冲动和短暂的不安定状态。

明白青春期的心理特点后，如何对青春期的孩子进行教养，我们可以遵循以下四个原则：

（一）在可接受范围内尊重平等原则：包容孩子的"自作主张"

信任是平等和尊重的基石。我们要坚信，一个在儿童时期，接受过父母良好的教育且理性、自主的孩子，并不会因为青春期没有父母的"严厉管教"而变成一个坏孩子。

比如，青春期孩子在身心发育、课业升学的双重压力下，或多或少都会出现不稳定的情绪与莫名的外貌关注。尊重孩子的需求，适当放宽对孩子的限制，将孩子放在与自己平等的位置看待，让其享有一定自主选择的权利，不仅有助于融洽亲子关系，还有助于孩子树立自信心、提升判断力。

赵女士的女儿，从初中起开始追星，赵女士夫妇认为孩子只是将追星作为休闲娱乐，无妨。但到了高中时期，女儿每天都要洗头，以维持长发的洁净，赵女士认为此举对动作慢、睡觉晚的女儿来说，并不是好事，怕女儿影响学业，几度对女儿进行说教。女儿不从，认为母亲管得太多。然而赵女士的丈夫并不对女儿洗头的行为进行干预，反而对女儿的上网时间进行管控，但同时主动带其参加偶像的演唱会，女儿最后并没有因为追星追剧影响学业。

青春期存在这种外貌焦虑实属正常，赵女士女儿的每日洗头行为也是一种外貌焦虑。而赵女士丈夫尊重孩子，以平等的原则包容孩子，不严加干涉，不仅舒缓了女儿的外貌焦虑，没有激起"逆反"心理，还有利于维护青春期孩子的自尊心、自信心。同时，赵女士的丈夫还包容了孩子追星追剧的兴趣爱好，尊重其个性需求，甚至带孩子参加演唱会，这种拉近亲子关系的互动行为，其实更有利于了解孩子的内心世界，助其成长。事实上，适度管控、加以引导，在可控范围内允许甚至认可孩子的追星行为，比一味地打压更利于青春期的平稳度过。

李玫瑾教授曾经在演讲中指出：未成年人身上的问题都有滞后反应。与其青春期严加管束，不如在儿童期打下良好基础。而在面对青春期孩子捍卫自我的反抗风暴时，父母应平等对待、多加理解、包容尊重，这样更有助于此阶段和谐亲子关系的维系。

（二）沟通交流原则：搭建亲子友爱互动"桥梁"

沟通是亲子之间思想与感情的传递和反馈。部分父母平时与孩子交流不够，过分依赖于老师管教，孩子的感受不愿意告知父母，以至于父母无法知晓孩子的思想动态，才让很多事情发展到不可挽回的地步。

因此，家长与其在孩子的青春期"突击"研究沟通技巧，不如从幼时起便持续关心孩子。当孩子向父母诉说难题时，父母要能回以支持性的话语，展现实际的支持行动。每一次的温暖回应都是在为亲子关系充值。

钱先生的儿子初中时成绩很好，直升了一所名校的精英班，但到了高一学期期末，儿子没有通过精英班的考试，只能去普通班。更换班级后，新的语文老师对儿子平日擅长的作文评价一直很低，还经常直接点名批评。这让儿子惶恐不安，作文无从下笔。钱先生在儿子考试落榜后，安慰孩子说，读书要靠自己的，相信你即使离开精英班，只要继续努力，也可以学得很好。而为了应对孩子害怕写作文这个问题，钱先生就经常与儿子一起讨论，去图书馆翻阅名著，告诉儿子不要因为一个人而失去写作的信心。慢慢地，钱先生的儿子把信心找回来了，联考成绩也依旧非常优秀。

在情绪多变的青春期，父母要更加重视孩子发出的求救信号，并以正向的态度与其共同面对，耐心地陪伴孩子走出生活中的各种困境。

（三）自我减压原则：学会给自己"松绑"

当父母在生活中承受多重角色压力时，很容易在对青春期孩子的教养中失去耐心，连带引起一系列负面效应。子女进入青春期时，大部分父母正值人生的中年阶段，上有老、下有小，还背负着工作与生活的压力，需要面对的生活挑战不亚于青春期子女。因此，如何疏解压力、让压力尽快离开自己应是家长需要关注的事情。可以尝试着转变观念，学会与压力和平共处；或者追根溯源，积极解决导致压力的问题；或是与有经验的人聊一聊，从他人成功的案例中寻找解决自己压力的方法。

孙先生在儿子高二的时候，一边当家长会会长，一边在公司当高层领导，同时还在攻读在职研究生。重重压力之下，孙先生没有耐心听儿子说话，曾经很亲密的父子关系降至冰点。儿子经常在社交网络上表达情绪，但孙先生根本没时间去看。孙先生的太太开导他说，人生的每个阶段都有该完成的事，你现在来读研，完成青年时该做的事情，那做孩子父亲这件事情你什么时候来做？孙先生思考过后决定休学1年，休学之后果然有了时间和儿子交流，最终让父子关系重新回暖。

中年父母，大多都是家庭的决策者，承担着更多的责任。在这个阶段，中年父母应学会释放自己的情绪，缓解自己的压力，不要把焦虑、紧张的情绪带入家庭教育，不要把不属于孩子的情绪强加给孩子，这样才更有利于健康亲子关系的建立。

（四）扶持合作原则：共同营建幸福"港湾"

夫妻不仅是家庭的共同体，同时也是教养孩子的合伙人，当一方忙于工作时，另一方应当主动多分担一些教养工作，让孩子应得的照顾与培养不受影响。夫妻双方也可以根据各自所长，进行科学分工。忙碌的夫妻如果能各自发挥优势，彼此合作，更有助于亲子关系的维护。

李先生外向开朗，喜欢社交活动，但对孩子较严厉；李太太较为内敛，喜欢安静的居家时光，会给孩子较大的自由空间。平时都是李先生带孩子玩耍，李太太给孩子张罗生活所需，同时李太太是李先生和孩子之间的一个缓冲，有些事情孩子担心被爸爸批评，会找妈妈提前沟通。他们在职场上都很忙碌，但彼此合理的分工配合让他们的女儿能得到全面的照顾，女儿跟父母双方也都有着亲密的亲子关系。

青春期是一个重要时期，做好青春期孩子的教养至关重要，这可能会影响孩子未来的一生。父母理应为孩子提供良好的环境，促进其心理、情绪、社会、知识等各方面积极发展，进而建立良好的亲子关系，帮助子女健康成长。

6 青春期亲子关系如何处理

不知何时开始，父母突然发现孩子有了很大变化。那个喜欢黏在父母身边的小尾巴，那个每天走出校园就拉着父母的手述说这一天校园生活和自己喜怒哀乐的小屁孩，渐渐地不再愿意和父母并肩行走，不愿与父母拉手了，也不再爱说话了，更喜欢将自己关在小房间里，不愿和父母沟通了。

面对和自己一样高甚至更高的孩子，面对已经变声的孩子，面对不愿意和自己沟通的孩子，父母们常常会感到失落和困惑。特别是当孩子和父母对着干的时候，父母们会不禁感慨：这还是曾经那个爱哭爱笑爱闹的孩子吗？孩子仿佛一夜之间变了一个人。

其实，这一切都是孩子进入青春期带来的改变。青春期是每个人都会经历的阶段，而且是至关重要的阶段，能否顺利度过青春期关系到孩子未来的健康成长。孩子在青春期时会陷入迷茫和困惑，需要父母们指导和帮助。

青春期既是危险期，也是机遇期，青春期的孩子学习力和创造力会爆发，所以父母应该抓住这一时期培养孩子的各种能力，提升孩子的学习能力和创造能力。只有在父母和孩子的共同努力下，孩子才能顺利度过青春期，才能使青春期成为孩子一生中最美好的时光。

（一）突然而至的青春期

小兰从小到大听话懂事，是爸爸和妈妈的掌上明珠，是老师的好帮手。爸爸和妈妈觉得小兰是小天使，经常给她报各种各样的培训班，小兰也没有让爸爸和妈妈失望，培训班的课程样样学得好，从小到大每年都是"三好学生"，各种奖项拿到手软。这让爸爸和妈妈特别自豪。但是没有想到，小兰在初三时突然像变了一个人似的，爱打扮，上课不认真听讲，课后作业不认真完成。妈妈觉得不对劲儿就偷偷翻了她的书包和书桌，结果发现了几封情书。妈妈生气地问小兰："这是怎么回事？""妈妈，你为什么偷偷拿我的东西？这是我的隐私。"妈妈看小兰非但不害怕，还理直气壮地问自己，于是非常愤怒地打了小兰一巴掌。小兰被打后把妈妈赶出房间，反锁其门在里面哭泣。妈妈也呆呆地坐在客厅里面，半天都没反应过来：这还是我的女儿吗？我这是怎么了，怎么会出手打她呢？爸爸回来听妈妈说了这些后说："孩子应该是到了青春期了，这时候我们需要换个方法去引导她，一味按照以前的办法或者打骂是不行的。"妈妈觉得有道理，就和爸爸一起商量如何处理好小兰早恋的事情。

进入青春期的孩子由于体内激素水平的变化和外界的刺激，可能会表现得与小时候截然不同。处于青春期的孩子最大的特点是越来越渴望独立，越来越希望能得到父母的尊重和平等对待。作为父母必须怀着接纳与宽容的心，给孩子更多的关爱和自由，才能打开孩子的心扉，与孩子坦诚交流，帮助孩子解决青春期遇到的各种各样的困难。所以，当孩子进入青春期后，父母请不要再用以

前的做法对待孩子了，孩子的童年已经过去了，他们长大了。父母
应该学会了解青春期孩子的需求，需要与时俱进地陪伴孩子成长。
优秀的父母应该能在保持家长权威的同时用平等尊重的态度对待
孩子。

（二）沟通的关键是倾听

父亲与孩子的沟通始于倾听，有效的倾听才能打开孩子的心
扉，进而迈出亲子沟通的第一步。但是在亲子沟通过程中，很多父
母会忽略孩子的感受，只会注意自己想要注意的方面，殊不知处于
青春期的孩子最需要的是倾诉，而不是父母的说教或者敷衍。这时
候愿意和父母倾诉的孩子往往是想发泄自己的一些想法，不需要父
母给他出主意，如果父母不注意方式和方法，久而久之孩子就不愿
意和父母交流了。孩子越不愿意交流父母就会越想知道孩子在想啥
在干啥，所以有时会做一些惹孩子反感的事。孩子越反感就越不愿
意理父母，就这样陷入一个恶性循环。那么父母应如何倾听呢？有
以下三点。

（1）真正关心孩子。与孩子交流时不要做其他事情，需要与孩
子进行眼神交流，对孩子的话及时做出回应。

（2）用心倾听孩子。面对孩子的倾诉，父母不能抱着完成任务
敷衍了事的态度，尤其是孩子的提问或求教，如果父母答非所问，
孩子会感到失望和沮丧。父母要与孩子以朋友的身份进行交流，不
可以高高在上指责或否定孩子，因为，长此以往，孩子会失去与父
母交谈的兴趣。

（3）耐心对待孩子。每个孩子表达能力不同，父母不能因为觉

得孩子太啰唆就粗鲁地打断孩子的话，这样孩子不但会觉得自己不受尊重，也会打乱孩子的思维。还不如多花些时间，等孩子讲完后再发表父母自己的看法，帮孩子分析是不是可以用更加简练的语言进行表述，这样会增加孩子谈话的兴趣，也可以锻炼孩子的语言表达和思维能力。

（三）陪伴

父母的陪伴是孩子成长过程中不可缺少的，即使是物质生活非常富足的孩子，如果没有父母的陪伴，精神生活将是贫瘠的。父母与孩子之间的关系，将会影响他们一生的发展。青春期的孩子往往较冲动，性格多变，如果不处理好这一时期的家庭关系，可能会导致孩子自闭或抑郁。父母工作一天后虽然很累，但与孩子的必要沟通仍不可缺少，尤其是睡前与孩子进行沟通往往更能帮助父母了解孩子内心的想法。那父母在日常生活中应如何陪伴孩子呢？

（1）加强沟通交流。可以在睡前与孩子聊聊天，或者是吃饭时聊聊热门话题。长期的亲子沟通能使子女与家长的关系更加亲近。

（2）策划旅行。比如，利用周末时间陪着孩子一起爬山、野餐；假期陪孩子去长途或短途旅行。这不但可以锻炼孩子的体魄，还能使父母与孩子相处得更加愉快，让孩子有足够的安全感。

（3）培养主人翁意识。通过让孩子分担家务，让孩子参与家庭生活，让孩子意识到家庭责任的重要性，培养孩子的家庭主人翁意识。而且参与了家庭生活，更能让孩子明白父母的辛苦，也能锻炼其自主能力。

（4）进行人文教育。比如，一起参观博物馆、一起看电影、一起看画展。这能培养孩子的人文气质，不让孩子成为只会学习的机器。

总之，父母不能以忙作为借口忽略孩子。如果你真正爱孩子，那么请用实际行动来证明。

面对青春期的孩子，父母们应该以平等的身份与孩子相处，设身处地地为孩子着想，感受孩子的喜怒哀乐，不要对孩子指手画脚，要坚持尊重和平等的原则，才能有健康的亲子关系。请父母们体谅和宽容孩子，不要一味责怪和苛求。孩子的青春期，对于父母而言是挑战，是磨炼，同时也是成长。

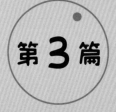

第 3 篇

要警惕

长得慢，面容幼稚，骨龄落后，要警惕生长激素缺乏症

（一）什么是生长激素缺乏症

生长激素缺乏症，是指由于颅内的腺垂体合成和分泌生长激素不足而引起的生长发育障碍性疾病。垂体的先天性发育异常、后天的感染和肿瘤等原因都可能导致生长激素缺乏。生长激素缺乏症的患者身高处于同年龄、同性别正常健康儿童生长曲线第3百分位数以下或低于平均数减两个标准差，符合矮身材的标准。

（二）生长激素缺乏症有什么表现

（1）生长激素缺乏症多见于男孩，男女比例约为3:1。

（2）生长激素缺乏症的患者出生时的身长和体重往往是正常的，多数在1岁之后出现生长速度减慢，身高落后比体重低下更为明显，身高低于同年龄、同性别正常健康儿童生长曲线的第3百分位数以下（或低于平均数减两个标准差），每年的身高增长速度＜5厘米。

（3）生长激素缺乏症的患者智力发育多是正常的。

（4）生长激素缺乏症的患者头颅呈圆形，面容比较幼稚，脸形圆胖，下颌小，皮肤细腻，头发纤细，牙齿萌出延迟，而且牙齿排列不整齐。患者虽然身高增长落后，但是身体各部分比例是匀称的。

（5）生长激素缺乏症的患者骨骼发育落后，骨龄明显落后，多比实际年龄落后 2 岁以上，骨骺的融合较晚。

（6）生长激素缺乏症的患者多数有青春期发育延迟。青春期发育延迟是指达到青春期的年龄，仍然没有第二性征的发育。青春期发育的年龄男孩一般为 12～14 岁，女孩为 10～12 岁。如果男孩 16 岁、女孩 14 岁仍然没有第二性征发育，提示存在青春期发育延迟。

（三）如何诊断生长激素缺乏症

如果观察到儿童有上面所说的临床表现，就需要警惕生长激素缺乏症的可能了！

诊断生长激素缺乏症，主要依靠生长激素刺激试验。因为在正常的生理状态下，人体的生长激素呈脉冲式分泌，并且受到睡眠、运动、饮食和应激的影响，因此，单次测定血液中生长激素的水平不能真正反映人体的生长激素分泌情况。所以，对于怀疑存在生长激素缺乏的患者，需要进行生长激素刺激试验。

经典的生长激素刺激试验包括生理性刺激试验（如运动、睡眠刺激）和药物刺激试验。

生理性刺激试验要求一定的条件和设备：如运动试验必须达到规定的运动强度，深睡眠试验则必须在脑电图的监测下，在睡眠的第三期或第四期采血测生长激素，才能得到准确的结果。因此，生理性刺激试验在儿童中难以获得准确的数据。

药物刺激试验是借助一些药物，如胰岛素、精氨酸、可乐定、高血糖素、左旋多巴等，这些药物通过不同的机制，刺激人体分泌生长激素。为了排除外源性的干扰因素，试验前应该禁食、卧床休息，并尽量于上午 8 ～ 10 点进行试验。一般认为生长激素的峰值 < 10 微克 / 升即为生长激素缺乏。其中生长激素峰值 < 5 微克 / 升为生长激素完全缺乏；生长激素峰值 5 ～ 10 微克 / 升为生长激素部分缺乏。由于生长激素刺激试验的局限性，所以必须两种以上药物刺激试验结果都不正常时，才可诊断生长激素缺乏症。

除了生长激素刺激试验以外，生长激素缺乏症的患者的类胰岛素样生长因子（IGF-1）和类胰岛素样生长因子结合蛋白 -3（IGFBP-3）都是降低的；骨龄通常都落后于实际年龄 2 岁或 2 岁以上。

此外，对于怀疑生长激素缺乏症的患者，都需要进行垂体核磁、染色体核型以及垂体分泌的其他激素的检测。

总结来说，生长激素缺乏症的诊断依据包括：匀称性身材矮小；生长速度 < 5 厘米 / 年；骨龄落后于实际年龄 2 年以上；两种药物激发试验都提示生长激素缺乏；智力发育正常；排除其他疾病。

（四）生长激素缺乏症如何治疗

对于生长激素缺乏症的患者，可以采用重组人生长激素（rhGH）治疗，通常的治疗剂量为 0.1 单位 / 千克，每晚睡前皮下注射 1 次。开始治疗的年龄越小，治疗效果越好。

在治疗期间，需要定期复查，监测患者身高、体重的增长情况，并且需要监测相关指标，如类胰岛素样生长因子（IGF-1）、类胰岛素样生长因子结合蛋白 -3（IGFBP-3）、血糖、骨龄等。

（五）家长可以做些什么

家长可以监督孩子养成良好的生活习惯：健康饮食、合理运动、保证充足的睡眠、保持良好的心情等。

此外，家长可以在家记录孩子的身高、体重增长情况，做好准确的记录。

在应用生长激素治疗期间，家长需要正确操作，保证生长激素的剂量、注射方式和注射部位准确，尽量避免误操作和遗漏注射，以最大限度地发挥药物的效果；要带孩子规律定期复查，监测相关指标。

❷ 家族中多人身材矮小，要警惕家族性矮身材

（一）什么是家族性矮身材

家族性矮身材，又称为遗传性矮身材。矮身材儿童与遗传有关系，是指身材矮小、生长速率正常，而且有矮身材家族史的儿童。

（二）家族性矮身材有什么表现

家族性矮身材的儿童，从出生 6 ～ 18 个月开始，直至成人期，身高始终处于矮小的状态；但是身高增长速率是正常的，一般≥5厘米／年，生长曲线和正常儿童的生长曲线是平行的。

家族性矮身材的儿童，一般没有特殊面容，体形也是匀称的。骨龄和年龄是一致的。

对于家族性矮身材的儿童，一般青春期发育会按正常年龄出现。

如果询问家族史，会发现家族成员中有一个或多个身材矮小者，多数父母身高均矮小。

（三）如何诊断家族性矮身材

对于符合上述临床表现的儿童，通过完善相关检查，在排除生长激素缺乏等其他疾病后，方可考虑诊断家族性矮身材。

（四）家族性矮身材如何治疗

家族性矮身材多数不需要治疗。但是，如果身高低于第3百分位，或者患者及家长对身材矮小有较大的精神负担和心理压力，也可考虑使用生长激素治疗，但是疗效尚未完全确定。

3 父母"晚长"，孩子也会"晚长"吗

（一）什么是"晚长"

（1）儿童正常的生长发育遵循一定的规律。一方面，身高增长是连续进行的；另一方面，身高增长是非匀速的，不同阶段身高增长速率是有差异的。儿童生长发育过程中有两个生长高峰，分

别是婴儿期和青春期；青春期儿童的生长速率加快，达到 8 ~ 12 厘米 / 年。

（2）"晚长"是一个通俗的说法，从专业角度解释，"晚长"对应的是"体质性青春发育期延迟"。体质性青春发育期延迟是指男孩或女孩达到正常青春期发育年龄后，没有出现青春期的发育迹象，但是，最终都能自发地进入青春发育，属于正常人群的变异。

（二）为什么会出现体质性青春发育期延迟

体质性青春发育期延迟的病因至今尚未完全明了。目前认为，下丘脑促性腺激素释放激素脉冲发生器的激活延迟是主要原因，导致儿童达到青春期年龄后，机体不能产生足够的促性腺激素来促使性腺发育和第二性征的出现。

本病与遗传因素密切相关，常常有家族史，如母亲月经初潮年龄延迟或父亲、同胞的青春期发育延迟史；也可能与营养和环境因素有关。

（三）体质性青春发育期延迟有什么表现

体质性青春发育期延迟的儿童具有特征性的生长模式：

（1）出生时的身长和体重一般是正常的。

（2）出生后最初几年生长发育速度相对较慢，身高百分位随年龄增长逐渐下降，身高可低于正常儿童身高的第 3 百分位，但身高与骨龄相吻合，骨龄较实际年龄落后 2 ~ 3 年，而且身材比例是正常的。

（3）生长激素水平低下，甚至可能达到生长激素缺乏症的水平；但是如果摄入小剂量性激素后生长激素水平可恢复到正常。

（4）青春期发育延迟：男孩骨龄达到 12～14 岁、女孩骨龄达到 11～13 岁时会出现青春期的促性腺激素分泌增加。

（5）成人后的身高多在正常范围，但随父母身高不同而有所差异。

（四）如何诊断体质性青春发育期延迟

对于有青春期发育延迟家族史，且生长发育符合上述特征性生长模式的儿童，通过完善相关检查，排除其他疾病后，方可考虑诊断体质性青春发育期延迟。

（五）体质性青春发育期延迟需要治疗吗

（1）体质性青春发育期延迟是正常发育的变异型。这样的孩子青春期虽然延迟，但最终会自然产生；虽然青春期前身高可能落后于正常同龄儿童，但随着青春期的启动，最终多数可以达到正常的成人期身高。因此，大多数患者不需要治疗。

（2）如果男孩年龄达到 14～15 岁、女孩年龄达到 12～13 岁，仍然没有明显青春期启动的迹象，或者由于青春发育延迟造成患者和家长严重的精神负担和心理压力，甚至焦虑不安、影响正常的生活和学习，可以考虑使用小剂量的性激素（男性可选择十一酸睾酮、皮肤敷贴睾酮等，女性可选择雌激素口服或雌二醇皮肤敷贴等）诱导患者的青春期发育；多数患者经过 2～6 个月的治疗后，会引起第二性征的发育和身高的增长加速。

4 身材矮小、皮肤粗糙、学习成绩差，要警惕甲状腺功能减低

（一）什么是甲状腺功能减低

甲状腺功能减低是由于各种不同的疾病影响下丘脑－垂体－甲状腺功能，引起甲状腺激素缺乏，或者由于甲状腺素受体缺陷所造成的临床综合征。

（二）为什么会出现甲状腺功能减低

（1）甲状腺本身的疾病引起的甲状腺功能减低，又称为原发性甲低，根据发病机制的不同又可分为先天性甲低和获得性甲低。先天性甲低，顾名思义，是由于先天性因素导致甲状腺激素合成不足引起的一种疾病；获得性甲低在儿童中主要由慢性淋巴细胞性甲状腺炎引起。

（2）病变位于下丘脑或垂体，也可引起甲状腺功能减低，又称为继发性甲低。

（三）甲状腺功能减低有什么表现

甲状腺激素是人体所需的一种非常重要的激素，对人体的生长发育、神经系统发育、代谢都起着至关重要的作用。

甲状腺功能减低的症状主要包括生长迟缓、智能发育迟滞和全

身器官代谢低下，症状出现的早晚及轻重程度与残留甲状腺功能的多少有关。先天性无甲状腺的患者在婴儿期就可能出现症状；甲状腺发育不良常在生后3～6个月出现症状，偶尔可在数年之后才出现症状；缺陷较轻者在儿童期才出现症状。

当人体缺乏甲状腺激素时，主要有以下表现：

（1）新生儿期及婴儿期。常为过期产、巨大儿，生后胎便排出延迟，常有腹胀、便秘、脐疝，黄疸持续时间长，生后吃奶能力差，睡眠多，对外界反应低下；常常被误诊为先天性巨结肠等其他疾病。

（2）幼儿期和儿童期。

①黏液性水肿的表现：头大、面容臃肿、眼睑浮肿，肤色苍黄、皮肤粗糙、毛发稀疏而没有光泽、鼻梁低平、嘴唇厚、舌头宽厚；

②生长迟缓：身材矮小，身材不匀称，躯干长、四肢短小，上部量／下部量＞1.5；

③神经系统功能障碍：患者的智力随甲低的严重程度而呈不同程度的低下，严重者智力低下、学习成绩差，表情呆板、淡漠，反应迟钝，运动迟缓；

④代谢低下所引起的其他器官功能低下：对心脏产生影响，可能出现心跳慢、心音低钝，严重的时候可能出现心包积液、心脏扩大；对胃肠道产生影响，可能出现食欲减退、腹胀、便秘。

（四）如何诊断甲状腺功能减低

当患者有上述典型的临床表现时，应该及时完善甲状腺功能的检测，以及时诊断。值得注意的是，先天性甲低的发病率相对较高，在生命早期对神经系统有严重损害，但是先天性甲低的治疗又相对容易、疗效佳，因此早期诊断、早期治疗非常重要。我国早在 1995 年就已将本病纳入新生儿筛查中，具有非常重要的社会意义。

（五）如何治疗甲状腺功能减低

甲状腺功能减低应该早诊断、早治疗，一般需要终身服用甲状腺素制剂，不能中断。

目前常用的甲状腺素制剂为左甲状腺素钠片，一般每日服用 1 次即可。治疗过程中需要定期复查甲状腺功能，调整药物剂量，避免剂量不足或过量引起不适表现。

5 身材矮小、面容异常、智能落后，要警惕黏多糖贮积症

（一）什么是黏多糖贮积症

黏多糖贮积症，是由于黏多糖降解酶缺乏，使酸性黏多糖不能完全降解，导致黏多糖积聚在人体的不同组织内，产生骨骼畸形、智能障碍等一系列临床症状和体征。

（二）黏多糖贮积症有什么表现

（1）体格发育障碍。出生 1 年左右出现生长落后、身材矮小，面容较丑陋，如表情淡漠、头大、眼裂小、眼距宽、鼻梁低平、鼻孔大、嘴唇厚、前额突出、颈短等，有的类型有关节畸形、胸廓畸

形、脊柱侧弯、肝脾大等表现。

（2）智能发育落后。在1岁后逐渐明显。

（三）如何诊断黏多糖贮积症

（1）具有本病特征性的面容和体征。

（2）骨骼X线检查。骨质疏松、骨皮质变薄，脊柱椎体呈楔形或扁平，椎体下缘呈鸟嘴样前突，肋骨呈飘带状。

（3）尿液黏多糖测定呈阳性反应。

（4）酶活性测定有助于对本病进行分型。

（5）有条件的可进行基因检测。

（四）如何治疗黏多糖贮积症

（1）主要为酶替代治疗，但价格昂贵，不能全面推广。

（2）骨髓移植。可以提供缺乏的酶，改善患儿临床表现。

患病家庭如想生育二胎，应进行遗传咨询，有条件的家庭可进行产前基因诊断。

6 个子矮、O形腿或X形腿，要警惕佝偻病

（一）什么是佝偻病

人体内钙、磷、维生素D的代谢异常，导致骨骼不能进行正常

矿化，引起骨骼畸形和生长障碍，即为佝偻病。

（二）什么原因可能引起佝偻病

（1）饮食中缺乏钙、磷、维生素 D，或者吸收不良。

（2）活性维生素 D 合成异常，或者外周组织对活性维生素 D 抵抗。

（3）碱性磷酸酶活性异常。

（4）肾脏慢性疾病。

（5）使用抑制骨骼矿化的药物。

（三）佝偻病有什么临床表现

（1）患者生长缓慢、身材矮小。

（2）骨骼畸形：常见的骨骼畸形包括囟门闭合延迟、头颅呈方形、肋骨串珠、肋缘外翻、胸廓前突呈鸡胸、膝关节内翻或外翻（双腿呈 O 形或 X 形）、手镯征、脚镯征。

（3）血磷水平降低的患者可以出现明显的肌肉疼痛或肌肉无力。

（4）血钙水平降低的患者可能出现手足搐搦，严重的还可能出现抽搐发作。

（四）如何诊断佝偻病

佝偻病的诊断主要根据病史、症状、体征、血生化和影像学特征来确定。

如果患者有上述的常见病史和临床表现，同时还有：查血生化提示血钙或血磷水平降低，碱性磷酸酶水平升高；X 线检查提示骨小梁模糊，严重时呈毛玻璃状，长骨干骺端宽大呈杯口状、边缘呈毛刷状，下肢骨骼弯曲呈 O 形或 X 形，严重时骨盆和脊柱畸形，临床可以诊断为佝偻病。但需要注意的是，引起佝偻病的原因有很多，其中不乏一些罕见疾病。对于一些与遗传有关的疾病，基因检测可以协助诊断。

（五）佝偻病该如何治疗

对于维生素 D 或钙缺乏引起的佝偻病，主要治疗方法是补充足够的元素钙和活性维生素 D。对于磷吸收不足引起的佝偻病，治疗原则是补充磷元素，同时注意补充钙剂和活性维生素 D。对于其余少见疾病引起的佝偻病，重要的是及时诊断，查找原因，积极治疗原发病。

如果患者有严重的骨骼畸形，可以酌情进行骨骼矫形手术。

7 身材矮小，情绪和心理的异常，要警惕精神心理性身材矮小

（一）什么是精神心理性身材矮小

精神心理性身材矮小是与个性上的心理剥夺有关的综合征，常常发生在结构混乱的家庭之中，如父母离异、与监护人关系不正常、父母有精神心理疾病等。患者常有食物被剥夺，严重被忽视和受虐待等情况。

（二）精神心理性身材矮小有什么表现

患者出生时体重大多偏低，婴儿早期喂养比较困难，睡眠不安稳。儿童期表现出明显的生长速率减慢，身材矮小。患者的吃喝等行为古怪，如向他人乞讨食物、在垃圾堆中寻找食物、暴饮暴食，可能出现情绪、精神状态的异常，如爱发脾气、不合群、抑郁、冷漠、缄默、睡眠紊乱、痛觉差、智力发育迟缓、青春期发育延迟等。

在对这些患者进行检查后，常发现骨龄落后于年龄；在生长激素药物激发试验中生长激素峰值正常或降低，但多数患者类胰岛素样生长因子水平降低。随着环境的改善，消除孩子的心理障碍和情绪问题后，生长激素的合成、分泌可恢复正常，出现追赶生长，类胰岛素样生长因子水平也会逐渐升高。

（三）如何诊断精神心理性身材矮小

精神心理性身材矮小的特点是：①患者遗传的生长和精神发育能力是正常的；②恶劣环境影响患儿的身体和心理正常发育；③当恶劣环境改善后，其症状逐渐消失。

所以，当患者有上面所述的典型表现时，就可以考虑诊断精神心理性身材矮小。

（四）如何治疗精神心理性身材矮小

治疗本病的关键在于改善外在的恶劣环境，一旦患者生长发育的环境得到改善，本病的症状就会逐渐消失，而不需要特殊的药物治疗。

8 孩子长不高，各种检查都正常，可能是特发性矮身材

（一）什么是特发性矮身材

特发性矮身材是一种目前暂时尚未明确病因的矮身材，可能与多个基因有关，但是临床上无生长激素缺乏和明显的病理改变。本病具体可分为两类：第一类是家族性矮身材；第二类是非家族性矮身材。特发性矮身材在身材矮小的患者中占 50% 左右。如果不进行干预性治疗，大部分患者最终的成人身高将在第 3 百分位以下。

随着分子生物学研究的逐渐深入，专家们发现特发性矮身材可能与许多因素有关，包括生长激素受体的基因突变、生长板异常等。

（二）如何诊断特发性矮身材

当患者符合以下条件时，就可以考虑诊断特发性矮身材：

（1）符合身材矮小的诊断标准。

（2）出生的时候身长和体重都正常，体形是匀称的。

（3）没有明显的慢性器质性疾病（如肝脏疾病、肾脏疾病、心脏疾病、内分泌代谢性疾病、骨骼发育障碍等）。

（4）没有心理和严重的情感障碍，可以正常饮食。

（5）生长速率稍慢或正常，一般每年身高增长 < 5 厘米。

（6）染色体核型正常。

（7）两项标准生长激素激发试验的生长激素峰值≥10 微克 / 升，类胰岛素样生长因子水平（IGF-1）正常。

（8）骨龄正常或落后于年龄。

（三）特发性矮身材需要治疗吗

随着世界卫生组织确立的精神 - 心理 - 社会医学模式越来越深入人心，特发性矮身材患者的心理和社会影响也日益引起全社会的关注。科学家们发现，与正常身高的儿童比较，特发性矮身材的患者及其家长都对孩子的社会稳定性缺乏信心，此外，患者身材越矮，心情越焦虑，会更加抑制生理性生长激素的分泌。特发性矮身材的患者自信心、社交能力、与异性接触的能力可能较正常人差。

（四）如何治疗特发性矮身材

随着重组人生长激素的面世，目前可以应用生长激素改善特发性矮身材患者的身高，但是，生长激素对患者终身高的改善程度，因个体体质和治疗情况而异。

⑨　警惕青春期肥胖

随着经济水平及生活水平的不断提高，"孩子正在长身体，一定得多吃点""营养多，长得好""白白胖胖的多可爱"这样的观念总是深深地扎根在父母及长辈们的心里，他们常常认为"胖乎乎"是一件非常美好的事情，殊不知，体重增加和肥胖是不同的概念，体重增加并不等于肥胖，体内脂肪堆积过多或者出现脂肪分布的异常应警惕肥胖症及其并发疾病的出现。

通常情况下，人在任何年龄都可以出现肥胖，青春期是儿童肥胖常发生的年龄阶段。青春期是继婴儿期后的生长发育第二个高峰，是从性特征开始发育至第二性征完全发育成熟具有生殖能力的阶段。这一时期正常发育的情况下，孩子平均每年可以增重约 5 千克，但这个时期发生肥胖症的概率也非常高。青春期肥胖儿童，成年后超过半数也会因肥胖导致各种疾病。因此，青春期儿童出现肥胖，放任不管会出现严重危害，家长需要高度警惕！

（一）肥胖症的分类

肥胖根据病因可分为单纯性肥胖和继发性肥胖。单纯性肥胖无明显病因，占儿童肥胖总数的 95%；继发性肥胖则有明确病因，占肥胖的极少数。因此，不同类型的肥胖症症状不同，需要接受的治疗也不同。

（1）单纯性肥胖。腰围增加、体重增加、活动耐力下降、易疲劳、易出汗、皮肤出现花纹、局部皮肤发黑，应警惕肥胖症！

单纯性肥胖可发生于任何年龄，表现为：体重缓慢增加，男性脂肪分布主要以颈部、躯干部和头部为主，女性脂肪分布主要以腹部、胸部及臀部为主。

单纯性肥胖可能与遗传因素、生活方式及饮食习惯、神经精神因素及内分泌因素相关。大多数单纯性肥胖青春期儿童多存在肥胖家族史。同时，青春期儿童及青少年摄入过多油腻食物、甜食和零食等，由学业等问题导致运动减少、静坐时间增加，碳水摄入过多而蛋白质摄入不足，都可能导致体内脂肪过多堆积，发展为肥胖。

肥胖症患儿的外形改变包括腹围增加、体重增加等，还会出现易疲劳、活动耐力下降、易出汗、反应迟钝等症状，皮肤因短时间内急剧扩张、肌纤维断裂纤维增生会出现"肥胖纹"，部分肥胖儿童还会出现皮肤颜色加深并伴有天鹅绒样增厚即"肥胖性黑棘皮病"。家长一旦发现孩子体形上的变化及上述不适和异常表现，应尽早就医，明确患儿是否存在肥胖症，以便及时调查生活方式及进行治疗。

（2）症状性肥胖。一些疾病也会导致青春期儿童肥胖。主要包括皮质醇增多症、多囊卵巢综合征、甲状腺功能减退症以及一些罕见疾病如 Prader-Willi 综合征等疾病。

①满月脸、水牛背、皮肤紫纹、体重增加，警惕皮质醇增多症：

皮质醇增多症是由肾上腺皮质束状带分泌皮质激素增多引起，通常会表现为满月脸、水牛背、向心性肥胖、体重增加、皮肤紫纹等。若孩子出现上述症状，应及时就医，完善相关检查，积极寻找导致此病的原发病因，及时诊治！

②月经不调、多毛、痤疮、局部皮肤发黑、体重增加，警惕多囊卵巢综合征：

多囊卵巢综合征的女性常常容易发胖。多囊卵巢综合征是一种病因尚不完全明确的疾病，可能与遗传和环境因素相关。主要表现为月经量少甚至闭经、月经周期延长，此外还会出现一些男性化的表现，包括多毛以及痤疮即我们常提到的青春痘。局部皮肤发黑的天鹅绒样改变称为黑棘皮症，常出现的部位为颈后、腋下及外阴区。因此，若孩子出现体重逐渐增加的同时伴有月经不规律、体毛加重、青春痘频发及局部皮肤发黑等情况，应警惕多囊卵巢综合征，及时就医，完善子宫卵巢彩超及相关激素水平的检查，尽早诊治！

③迟钝、易疲劳、便秘、心跳慢、嗜睡、皮肤干燥粗糙、脖子增粗、体重增加，警惕甲状腺功能减退症：

甲状腺功能减退症的儿童会出现体重增加。甲状腺功能减退症主要是因为甲状腺激素水平的减低而出现的相应器官系统的变化。本病常表现为迟钝、乏力、易疲劳、腹胀、便秘、嗜睡，皮肤粗糙等，部分会出现小幅度的体重增加及水肿。若孩子出现上述症状，应警惕甲状腺功能减退症，完善甲功及甲状腺彩超相关检查，尽早予以治疗。

④食欲亢进、体重增加、性器官发育落后（小阴茎）、生长迟缓、智力发育延迟，警惕 Prader-Willi 综合征：

Prader-Willi 综合征是一种基因组印记的疾病，又称为肌张力低下 - 智力障碍 - 性发育落后 - 肥胖综合征。主要表现为持续饥饿导致经常进食、体重增加，青春期不完整或延迟，性发育器官不发达如月经初潮时间明显延后或无月经初潮，男性表现为无变声期、小阴茎等。除此之外，还会有一些生长发育障碍如身材矮小，或伴有一定程度的智力发育障碍。若患儿存在上述症状，应及时就医，在专业医生的评估下，对疾病进行诊断及治疗。

（二）儿童肥胖症诊断标准

身高和体重是常用来评估儿童生长发育的指标。评估肥胖的常用指标为体质指数。体质指数 BMI 超过同年龄、同性别第 95 百分位就可以诊断为肥胖症。儿童身高和体重在第 97 百分位以上也算达到了肥胖的标准。体重、身高、腰围为评估肥胖症的重要人体测量值。

(三) 肥胖症的危害

(1) 肥胖影响青春期儿童的身体健康。儿童青少年时期的肥胖如果得不到及时纠正，发展下去，会导致其他脏器出现疾病，并出现相对应的临床症状。儿童肥胖症会导致胰岛素抵抗甚至糖尿病、性早熟、脂肪肝、高血压、血脂异常、痛风、代谢综合征等疾病。如果得不到及时治疗，继续发展，肥胖可持续至成年以后，增加成年后患高脂血症、高尿酸血症、动脉粥样硬化、高血压、2 型糖尿病、心脑血管疾病、肿瘤等疾病的风险。

①肥胖孩子出现多饮、多尿、烦渴，警惕糖尿病：

糖尿病：肥胖儿童的身体为了维持糖代谢需要，会分泌大量胰岛素，导致高胰岛素血症、胰岛素抵抗而导致糖代谢异常，导致糖尿病。遗传因素在 2 型糖尿病发病中起着重要作用，具有糖尿病家族史的肥胖儿童更需高度警惕糖尿病的发生风险。儿童肥胖具有较高的糖尿病患病风险，需要进一步筛查糖尿病相关检查，包括检测儿童的血糖、糖化血红蛋白、尿葡萄糖、葡萄糖耐量实验等，进一步明确有无糖尿病，及时予以诊治。如果青少年存在明显肥胖，应尽早进行血糖等相关检查，明确有无空腹血糖受损、糖耐量减低、胰岛素抵抗等情况，在未发展为糖尿病之前予以及时的控制及干预，防患于未然。

②肥胖女孩 8 岁之前来月经、乳房发育、出现阴毛腋毛，警惕

性早熟；肥胖男孩9岁之前长胡须及喉结，出现阴毛及腋毛、睾丸及阴茎增大，警惕性早熟：

许多证据已经表明，儿童肥胖和性早熟呈正相关。如果女孩在8岁之前，男孩在9岁之前出现了第二性征的发育，称为性早熟。主要表现为提前出现的男孩长胡须、喉结、睾丸及阴茎增大并出现阴毛；女孩提前出现月经初潮、出现腋毛和阴毛、乳房发育并有硬块。性早熟在女孩中多见，该疾病不仅会影响青春期儿童心理发育使她们或多或少产生焦虑、恐惧、疑惑、自卑，而且女孩过早地经历月经，往往不能很好地照顾自己；性早熟还会影响青春期儿童的生长发育，使生长速度落后导致最终身高矮小。若孩子上述症状提前出现，应及时就医，完善体格检查、性激素与 GnRH 激发试验、骨龄片等相关检查，在专业医生的系统评估下，明确是否存在相关疾病，尽早治疗。

③肥胖孩子出现食欲不振、乏力、疲劳、腹痛等症状，警惕脂肪肝：

青春期体重超标过度肥胖的儿童会出现脂肪肝，如果不及时控制及治疗则会逐渐发展为肝纤维化甚至肝硬化。儿童脂肪肝患者大多无自觉症状，常常因体检筛查发现。若儿童为肥胖症患儿，应及时完善腹部彩超等相关检查，明确儿童有无脂肪肝。调整饮食结构为治疗儿童脂肪肝的重要环节。若儿童出现转氨酶异常等应及时就医，根据病情加用相关保肝药物。

④肥胖孩子出现头晕、头痛、恶心、呕吐，警惕高血压：

肥胖孩子常伴有高血压，早期无明显不适，随着疾病的进展，可出现头晕、头痛、恶心、呕吐等症状。若儿童存在肥胖，又出现上述症状，应警惕高血压的存在，及时对儿童进行血压检测，若血压升高，应及时就医。

⑤肥胖孩子出现血糖、血脂、血压异常，警惕代谢综合征：

肥胖和糖尿病、高血脂、高血压等多种疾病有关，如果儿童存在肥胖，应进行血糖、血脂、血压等检查，警惕代谢综合征。

⑥肥胖孩子出现白天嗜睡、夜间睡眠困难并存在打鼾等症状，警惕呼吸睡眠暂停综合征：

夜间睡眠时，有超过 30 次以上的呼吸暂停或低通气，每次时间超过 10 秒以上并存在打鼾，医学上称为呼吸睡眠暂停综合征。呼吸睡眠暂停综合征不仅影响睡眠质量，还会导致神经内分泌紊乱，加剧猝死的风险。当肥胖孩子出现夜间呼吸突然暂停或者因呼吸不畅而憋醒，白天萎靡不振、持续困倦、嗜睡，应警惕肥胖孩子存在呼吸睡眠暂停综合征，建议在专业医生的指导下及时进行治疗。

⑦肥胖孩子出现腰痛、腿痛、关节痛、腰背酸痛、不明原因骨折，警惕骨质疏松：

肥胖容易引起骨质疏松。在众多儿童骨折疾病中，肥胖孩子患病概率较大。若肥胖患儿出现腰痛、腿疼、关节疼痛甚至不明原因骨折，要警惕存在骨质疏松，应尽早就医，进行筛查，及时诊治。

（2）肥胖影响青春期儿童的心理健康。肥胖孩子喜怒无常、缺乏自信、不愿参加集体活动，警惕肥胖儿童心理健康问题。

青春期儿童心理变化多样，有些青春期儿童会因来自家庭和学习的压力，通过不断进食来缓解压力，从而导致他们肥胖或原有肥胖加重。肥胖患儿容易出现消极心理及社交障碍，一方面，他们容易受到周围同学的嘲讽和各种伤害，让他们感到孤独、自卑甚至发展为焦虑症、抑郁症；另一方面，肥胖儿童由于耐力下降、不够灵活而会主动减少集体活动。如果不及时发现并加以调整，任何一个方面的影响都会对其日后的生活带来长期伤害。

（四）肥胖症的应对之道

（1）饮食调整。造成青春期儿童肥胖的重要原因是饮食问题。无限制的营养摄入超过自身代谢和消耗速度，使多余营养转化为脂肪，脂肪不断积累导致体重增加。肥胖患儿应限制饮食的摄入，在保证青春期儿童每日生长发育所需的营养和热量的前提下，控制每天的能量摄入。最开始时，饮食限制以体重不增为目标，随后逐渐减轻青春期肥胖儿童体重至其正常生长发育曲线范围内。饮食的调整需要家长和青春期儿童的共同努力，家长既要以身作则，又要约束监督。

①限制饮食，在保证青春期儿童每日生长发育所需的营养和热量前提下，减少能量摄入。

②调整饮食结构，合理分配三餐饮食能量。选择高蛋白、低脂肪、低碳水化合物的食物，减少零食尤其是油炸食品、蛋糕、饼干等甜食的摄入，多食用新鲜的蔬菜和水果，多饮水。不要为了让孩子减轻体重而让孩子吃素或一味地只进食黄瓜等有减肥功效的蔬菜水果。

③养成良好的饮食习惯，定时、定量进餐，不要狼吞虎咽，要细嚼慢咽，不要暴饮暴食，避免夜间进食。

④改善烹饪方式，减少刺激性调味品的使用，减少煎、炸等油性较大的食物，食谱应多样化。

⑤不要把食物作为奖励或惩罚手段与青春期儿童进行谈判。

⑥不建议使用减肥药物，不要采用快速减重、禁止饮食摄入等极端方式减轻体重，这样会影响孩子的营养摄入，影响青春期儿童的生长发育。

（2）合理运动。随着现代生活方式的改变，儿童的活动时间也因沉迷于电视和手机而明显减少。此外，肥胖儿童也会因活动耐力下降、活动受限制、运动困难，而有意地减少活动。因此，运动是治疗肥胖的重要环节。

儿童应减少静坐时间，增加日常户外活动。选择孩子感兴趣的体育运动如跑步、保健操、各种球类运动等，让孩子有兴趣坚持完成每日的运动。每日至少坚持运动 30 分钟，以促进脂肪消耗为宜，不要过度剧烈运动，不建议 18 周岁以下儿童到健身房等健身场所进行过度锻炼。

（3）心理疏导。青春期儿童身体的变化可能导致孩子变得不自信，产生自卑心理。家长应多鼓励孩子参加集体活动，广泛交友，激发孩子的自信心，还应给孩子更多关注，通过青春期儿童的行为思考孩子背后真实的感受和需求，让孩子感受到有人理解他，引导孩子树立正确的观念，梳理孩子的情绪。在调整饮食和运动治疗过程中，家长更应以身作则，多加陪伴，改变孩子孤僻自卑的心理。如果青春期肥胖儿童出现严重的情绪变化，甚至出现自我伤害等行为，应及时寻求心理医生的帮助。

（五）如何预防肥胖症发生

（1）养成良好的饮食习惯，合理膳食，注意荤素搭配，营养均衡。不可过多饮用饮料、汽水等，不可过多摄入油炸食品和菜品。

（2）多进行室外活动，加强体育锻炼，减少静坐时间。

（3）注重儿童心理变化。

（4）当发生肥胖时，不要任其发展，应在专业医生的指导下循序渐进地控制体重，避免肥胖导致的其他脏器疾病的发生。

肥胖症是一种慢性代谢性疾病，当出现体重增加、活动耐力下降、乏力、易疲劳、皮肤发黑等症状时需要高度警惕肥胖症。如果出现上述警惕症状，可就诊于儿科内分泌科室完善相关评估及检查。随着疾病进展，肥胖症可能累及全身各系统的脏器和器官，使患儿出现糖尿病、脂肪肝、高血压、性早熟、呼吸睡眠暂停综合征等疾病的症状。当发现孩子存在上述症状时，提示可能出现了脏器损伤，建议家长带孩子及时就医。对于肥胖症的治疗早期可以通过改变生活习惯、调整饮食结构、适当运动、减少静坐时间来减轻体重，所以不建议应用减肥药物，更不要采用绝食等方式减轻体重。此外，肥胖不仅影响外貌形象，更影响青春期儿童心理和生理的生长发育。青少年的成长过程中，学校和家庭需要及早发现青春期儿童肥胖的报警症状，重视早期超重和肥胖，培养青春期儿童健康的生活方式、饮食习惯，增加他们的体育锻炼时间，保证足够的户外活动，减少静坐时间，从而预防青少年肥胖的发生。

青春期血糖异常应引起重视

血糖异常包括血糖过高引起的异常和血糖过低引起的异常。青春期儿童会出现的血糖异常包括高血糖和低血糖。

（一）高血糖

（1）空腹血糖受损。空腹血液中的葡萄糖超过正常参考范围，在 6.1 毫摩尔 / 升 ～ 7.0 毫摩尔 / 升之间，且葡萄糖耐量试验 2 小时静脉血葡萄糖 ≤ 7.8 毫摩尔 / 升，说明机体对空腹血糖的调节能力降低，称为空腹血糖受损。空腹血糖受损的患儿通常无明显症状，偶有患儿会出现口干、乏力等症状，多数为检查时发现本病存在。空腹血糖受损不是急危重症，不需要急救措施。肥胖患儿建议到医院完成葡萄糖耐量试验明确是否存在血糖调节的异常，若出现口干、乏力甚至多饮、多食、多尿等症状或体检时发现血糖存在上述异常，不要自行滥用药物，建议请专科医生诊治，指导饮食及运动治疗。

（2）糖耐量减低。当静脉血空腹葡萄糖 < 7 毫摩尔 / 升并且葡萄糖耐量试验 2 小时静脉葡萄糖在 7.8 毫摩尔 / 升 ～ 11.1 毫摩尔 / 升，提示机体对葡萄糖的调节能力降低，称为糖耐量减低。糖耐量减低与空腹葡萄糖受损一样，不是急危重症，不需要急救措施。但肥胖患儿应尽早进行筛查，及早给予饮食及运动控制，防止疾病发展，预防糖尿病的发生。

（3）胰岛素抵抗。胰岛素是人体内降低血糖的激素，当存在胰岛素抵抗时，血液中的葡萄糖无法被处理转运，会导致胰岛素和血糖升高。胰岛素抵抗会导致青春期女孩月经不规律，增加患代谢综合征和 2 型糖尿病的风险。肥胖是导致胰岛素抵抗最重要的原因，因此，肥胖儿童应尽早进行血糖相关检查，警惕胰岛素抵抗，预防糖尿病的发生。若存在胰岛素抵抗应在医生的指导下进行饮食、运动和生活调整。

（4）糖尿病。糖尿病是由于胰岛素绝对或相对缺乏而造成的糖、脂肪、蛋白质代谢紊乱。青少年糖尿病包括 1 型糖尿病、2 型糖尿病和若干特殊类型糖尿病。其中，青少年糖尿病以 1 型糖尿病为主，随着肥胖的日益年轻化，青少年 2 型糖尿病的发生率逐渐增加。

①糖尿病分型：

1 型糖尿病。目前认为 1 型糖尿病的发病与遗传、环境及自身免疫因素相关，发病可见于各个年龄组。患者常具有典型的"多饮、多食、多尿、体重减轻"的"三多一少"现象。初发糖尿病未能及时治疗或不合理治疗易诱发糖尿病酮症酸中毒，此时会出现食欲减退、乏力、烦渴、精神萎靡、嗜睡甚至昏迷。

2 型糖尿病。目前认为，2 型糖尿病是一种遗传和环境因素共同作用而形成的多基因遗传病。除家族遗传史外，导致 2 型糖尿病早发的关键因素为长期肥胖。肥胖患者会出现"胰岛素抵抗"的现象，胰岛无法分泌更多的胰岛素降低血糖导致糖尿病的发生。

特殊类型糖尿病。缺乏 1 型糖尿病和 2 型糖尿病特征的糖尿病儿童建议行基因检测。单基因糖尿病是由于一个或多个缺陷单基因而导致的糖尿病，主要包括青年发病成人型糖尿病、单基因胰岛素抵抗综合征等。单基因糖尿病患儿需要进行精准的诊断和分型，治疗需要个体化。

②糖尿病的诊断：

青少年糖尿病的诊断主要依靠临床症状和实验室检查结果。典型的糖尿病症状有："多饮、多食、多尿、体重减轻"症状；空腹血糖≥7.0毫摩尔/升或餐后2小时随机血糖≥11.1毫摩尔/升。这些都提示青少年葡萄糖代谢异常，已达到糖尿病诊断标准。

糖尿病的分型需要依靠糖尿病自身抗体、胰岛功能甚至基因进行诊断。青春期发病的糖尿病在分型上存在困难。

③糖尿病的治疗：

目前为止，尚未发现糖尿病的治愈方法，但糖尿病经过有效的治疗和控制可以让患者与健康人一样幸福生活。糖尿病的治疗可概括为包括饮食治疗、药物治疗、运动治疗、血糖监测和糖尿病知识教育的"五驾马车"综合治疗。通过稳定血糖、消除症状、维持正常生长发育、防治并发症的发生，可提高患糖尿病孩子的生活质量，使其健康幸福成长。

饮食管理。饮食管理是糖尿病治疗的基础。对于1型糖尿病儿童，应满足该年龄青春期儿童生长发育每日热量需要，按照"定时""定点""定量"原则饮食，合理分配三餐中碳水化合物、蛋白质、脂肪比例，维持好胰岛素、饮食和运动三者之间的平衡。2型糖尿病患者尤其肥胖2型糖尿病儿童应限制总热量摄入。

药物。1型糖尿病的青少年由于体内胰岛素的绝对缺乏，胰岛素治疗是目前唯一有效的治疗方法，给药方式包括胰岛素泵和胰岛素笔两种。应在医生指导下掌握正确的使用方法和应用合适的药物剂量。

2 型糖尿病患儿可依据病情，酌情选择饮食运动控制、口服药物及胰岛素治疗。二甲双胍及胰岛素是目前治疗 2 型青少年糖尿病的许可药物。

注射胰岛素时注意胰岛素注射部位的皮肤的护理，每日清洁，不要在同一部位反复注射，避免感染。

适当运动。每日安排适当的运动，运动开始时间为餐后 1 小时为宜，剧烈运动不要过久，一般不要超过 1 小时，且应注意维持饮食、运动和胰岛素三者的平衡。若进行了大运动量的运动应注意检测血糖补充食物，防止低血糖的发生。

对孩子进行糖尿病知识教育。糖尿病患儿应接受个性化的自我管理教育，自我管理为糖尿病治疗的重要环节。青少年糖尿病患儿应正视患病事实，遵守医生指导进行饮食、药物和运动治疗；学习并掌握糖尿病知识，如高血糖和低血糖的处理方法，急性并发症警惕症状等，定期进行相关检查及并发症筛查。

血糖监测。血糖监测对糖尿病患儿来说尤其重要。通过血糖情况可了解血糖控制情况并调整药物用量，血糖的变化也可及时发现。

心理辅导。青春期糖尿病患儿往往更难以适应和接受糖尿病带来的变化。糖尿病对该时期青少年易造成沉重的心理负担。作为青少年糖尿病患者的家长也应和孩子进行充分交流，在此基础上耐心引导孩子调整情绪、正视疾病。如果糖尿病孩子出现严重的焦虑和抑郁状态建议寻求心理医生的帮助，在心理医生的指导下为孩子进行心理疏导，必要时进行药物治疗。虽然糖尿病是一种终身疾病，但如果病情控制得好，适应糖尿病的相关管理和治疗，糖尿病患儿也可以和健康同龄孩子一样学习和生活。

④糖尿病的并发症：

糖尿病的并发症包括急性并发症和慢性并发症。急性并发症包括：糖尿病酮症酸中毒、低血糖、感染和高血糖高渗昏迷，前两种在儿童中较常见。若血糖控制不佳，会出现不可逆的慢性损伤，慢性并发症包括糖尿病视网膜病变、糖尿病肾病、糖尿病周围神经病变及心血管病变等。

糖尿病酮症酸中毒。糖尿病酮症酸中毒为糖尿病常见的急性并发症，常因感染、治疗不当等因素诱发，多数糖尿病儿童并发酮症酸中毒时常表现为多饮、多食、多尿的症状加重，若未及时发现，病情进展，可出现恶心呕吐、呼气有烂苹果味、皮肤干燥等症状，病情进一步加重，可出现尿量明显减少、血压下降、四肢冰冷甚至昏迷，危及生命。若糖尿病患儿出现上述症状，应警惕糖尿病酮症酸中毒的发生。糖尿病酮症酸中毒为危急重症，需要立即送内分泌科或急诊科就医。

低血糖。胰岛素用量过多或应用胰岛素后未按时进食会导致血糖降低。若糖尿病儿童出现心悸、出汗、饥饿、头晕等症状，应警惕低血糖的发生。低血糖严重者可能发生惊厥、昏迷甚至死亡。出现低血糖症状后，患儿需立即检测指尖血糖，口服高糖食物升高血糖，若状态差时应立即就医！低血糖的反复发生会导致脑细胞的损伤。

糖尿病视网膜病。该病是糖尿病微血管病变最常见的并发症，会导致视力障碍等相关表现，发展为白内障甚至失明。

糖尿病肾病。糖尿病进展会造成肾脏损害，表现为水肿、蛋白尿及高血压等症状。

糖尿病周围神经病变。该病是糖尿病的慢性并发症之一，症状主要为四肢肢端不适，表现为双手或双足麻木、疼痛、发凉。主要的治疗手段是控制血糖。

出现"多饮、多食、多尿、体重减轻"等症状时，家长应高度警惕糖尿病的存在，尽早带孩子就诊于内分泌科室并完善相关检查，明确有无该疾病。若确诊糖尿病，得到正规有效的治疗尤为重要。除药物治疗外，还应同时兼顾对孩子生活与心理的管理，注重糖尿病并发症的筛查，提高糖尿病患儿的生活质量。在孩子、家长、医生的共同努力下，糖尿病患儿可以和同龄孩子一样健康地学习、生活！

（二）低血糖

青少年低血糖并不常见，大多数是由内分泌系统的病变所引起。

孩子出现出汗、心动过速、饥饿感、抽搐、晨起困难、难以唤醒、起床气、意识模糊甚至昏迷，应警惕低血糖。

青春期低血糖的症状和体征和成年人低血糖反应相似，包括出汗、震颤、心动过速、饥饿感、恶心呕吐等交感神经症状，还会出现一些大脑低血糖症状，包括头晕、头痛、意识不清甚至昏迷。但上述症状无特异性，其他系统疾病如心脑血管疾病也会出现上述症状。如果孩子出现上述症状，应立刻急救，并及时为孩子检测血糖，若明确存在低血糖，应及时补充高糖物质，及时就医，明确低血糖病因。长时间低血糖会导致神经与智力受损，所以孩子若有低血糖，应及早诊治，以免延误病情！

青春期性发育落后应引起重视

青春期是由儿童发展为成人的过渡时期，在这个时期内，中枢神经系统和内分泌系统会发挥强大的调节作用，使孩子体内的各项激素发生迅猛变化，继而出现一系列以性发育和体格增长为突出表现的生理变化。

我们作为家长，了解青春期孩子的性发育处在什么样的状态 / 阶段，这一点非常重要。那么，您对于青春期性发育了解多少呢？性激素又在性发育过程中扮演着什么样的角色？让我们一一道来。

（一）青春期孩子体内的性激素都有哪些变化

我们可以把卵巢、睾丸以及肾上腺想象成人体内的三个"性激素加工厂"，其中，卵巢和睾丸的规模比较大，分别盛产雌激素和雄激素，而肾上腺的规模相对较小，只能产出少量的雄激素和雌激素。在青春期之前，这些工厂还未真正开始运作，因此性激素的产量很少、分泌水平较低。而进入青春期后，下丘脑－垂体作为"上级部门"开始分泌促性腺激素释放激素（GnRH），包括黄体生成素（LH）、促卵泡刺激素（FSH），并开始向下级工厂下达"指令"，使得睾丸、卵巢随即开始大量分泌性激素（睾酮和雌激素）。此时，肾上腺也开始分泌糖皮质激素、盐皮质激素以及少量雄性激素，还会对性腺轴起到一定的调控作用，进一步影响性激素的分泌水平。

黄体生成素和促卵泡刺激素还有协同促进生殖细胞（精子或卵子）成熟的功能。另外，性激素对下丘脑和垂体产生负反馈，减少促性腺激素释放激素和促性腺激素的分泌（见图3-1）。

（二）性激素对性发育的作用

很多家长对孩子小时候的身体健康很重视，孩子进入青春期后反而觉得出不了什么事，家长也不会在意，常规体检也都不做了。其实这期间是孩子身体最容易出现问题的阶段。因此，家长了解一些孩子青春期发育的常识是十分必要的。

青春期是人体从儿童向成年逐渐过渡的时期，是从性器官开始发育第二性征至生殖功能完全成熟、身高增长停止的时期。在这个时期，孩子的身体会发生翻天覆地的变化，以第二性征发育和身高突增最为显著，而性激素就是促进这些变化急剧发生的"根源"。孩子的发育是个连续性的过程，需要动态地监测和观察。我们既要关注孩子青春期的开始时间，也要关注青春期的每个进程，除了要监测孩子的身高、体重、性器官发育状况外，有时候我们还需要借助骨龄检查、彩超、激素水平检测等手段进一步全面评估孩子的生长发育状态。

（1）男孩青春期体格特征变化。男孩开始性发育的平均年龄为10.55岁。几乎所有男孩发育期的最初迹象都是睾丸增大。大多数父母可能都没有注意到这个早期征象。随后阴茎增大、增粗，阴囊皮肤皱褶增加、着色，之后会陆续出现阴毛、腋毛以及长胡须、喉结、变声，最后出现遗精，这是男性性成熟的标志。青春期的其他特征还包括变声、痤疮、身高突增及肌力增加等。男孩通常在14岁左右

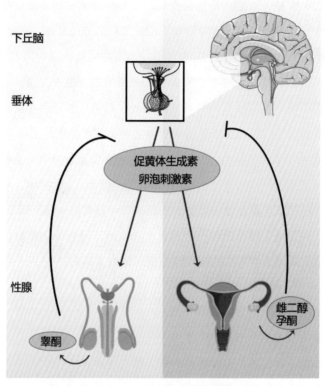

图 3-1 下丘脑－垂体－性腺轴图示

有了精子及射精能力。

　　睾丸发育是男孩性发育开始的标志，当男孩睾丸体积到达3～4毫升则提示青春期启动。如果没有睾丸测量模具，可以沿着睾丸最长轴测量睾丸长度，若睾丸长度达2.5厘米，对应的睾丸体积就约为4毫升。若男孩14岁仍未出现睾丸增大则提示性发育落后。性发育落后可以引起身高突增延迟。因此，如果发现孩子青春期个子矮或者不长个儿，需要评估其第二性征发育情况。

（2）女孩青春期体格特征变化。女孩发育的最初迹象就是胸部的发育，此时她们的乳房开始像小山丘那样渐渐地隆起。在发育期，乳房会发育到接近成人乳房的大小，子宫和卵巢比童年时期要大7倍，阴道、阴蒂和阴唇也会变大。女孩阴毛发育迟于乳房，有些女孩出现阴毛和乳房发育的时间间隔很长。腋毛生长通常在出现阴毛的半年或一年以后，极少数女孩的阴毛早于乳房发育。

第一次来月经称为月经初潮，是女孩性发育成熟的重要标志之一。研究显示，我国女孩的平均初潮年龄已下降到12.35岁。一般来说，月经初潮年龄在12～13岁，但稍微早一些或迟一些也属于正常。月经初潮年龄主要与遗传、营养状况和生活环境有关。若13岁还没有出现乳房增大等第二性征发育则提示性发育落后。

（三）性发育落后危害大，耽误不得

花开须有时，孩子的性发育也是如此，提早或推迟都不行。性发育落后无论对孩子生理还是心理，都有非常大的伤害！

（1）生理原因。青春期启动时间晚与骨质疏松症、糖尿病、高血压有关。近期有研究显示，女孩月经初潮晚与消化吸收不良、哮喘、睡眠质量较差和总体健康状况低下有关。此外，部分性发育落后的孩子可能合并有严重疾病，会导致成年后不孕不育，影响婚姻质量。

（2）心理原因。青春期是长个儿的关键时期，如果发育延迟，患儿可能比同龄人矮小。这可能会导致孩子产生自卑感和挫败感，甚至患上心理疾病等。

身体和心理的异常，容易让这些孩子成为同龄人中的"异类"。

因此，青春期发育落后的女孩应及时就医，明确病因，及时接受干预，这对其身心健康有重要意义。

（四）为什么会出现性发育落后

性发育落后可能是因为孩子患有儿科内分泌疾病或遗传性疾病。怎样判断孩子性发育落后是生理性的还是病理性的？

（1）什么才是"晚发育"。我们常说的"晚发育"，也就是体质性青春发育延迟，是性发育落后中最多见的类型，也是正常青春期发育的特殊形式。孩子往往表现为身材矮小、面容幼稚，外观较实际年龄小，身体完全健康，智力正常，但肾上腺皮质功能初现和性腺功能初现落后，往往男孩多见。这些孩子的家人也会有类似的情况，如父亲或父亲家族的男性亲人青春期变声及加速生长时间也晚于同龄人，或母亲初潮年龄比较迟等。这些孩子的身高增长速度接近正常，大约为 5 厘米 / 年，而在其他儿童出现身高突增的年龄阶段，体质性青春期发育延迟儿童的生长发育仍缓慢，与其同伴间的差异逐步扩大。但这些孩子有比较充足的生长潜力，不干预大都也可以在 15 ～ 18 岁时获得正常的青春期发育，绝大多数不会影响成年后的身高和生育能力，但还是需要定期到儿科内分泌专科门诊评估身高、体重以及性发育的进程。这将有助于区分孩子是生理性延迟还是其他病理原因引起的延迟。

（2）太瘦也是"病"。如果女孩体重明显偏低或体脂偏低则容易出现月经初潮延迟或继发性闭经。一些慢性消耗性疾病，如炎性肠病、乳糜泻、甲亢等也会影响女孩的性发育进程。而男孩青春期发育与体脂之间的关系尚不明确。

12 警惕男生性发育异常

（一）小米从小嗅觉异常，16岁了"小鸡鸡"还很小，原来是卡尔曼综合征！

16岁的小米原本是个活泼的孩子，尽管他从小就闻不到气味，但积极乐观，还经常和同学开玩笑说他上化学实验课也不怕刺激性气味。可是，随着年龄的增长，他慢慢内向起来，不愿在学校上厕所，尿再急也会憋回家。原来，他的"小鸡鸡"至今没有长大，因此曾经被一起尿尿的同学嘲笑过！

小米的妈妈赶紧带他到小儿内分泌遗传代谢科。经过一系列的检查，小米被诊断为卡尔曼综合征。

（1）什么是卡尔曼综合征。卡尔曼综合征属于低促性腺激素性性腺功能减退症，通俗地说，就是负责指挥身体发育的司令部（中枢）出了问题，下丘脑不能正常分泌促性腺激素释放激素，致使脑垂体分泌促黄体生成素和促卵泡激素减少，进而导致性腺激素分泌减少，最终引起性腺功能减退，其中合并嗅觉受损者就是卡尔曼综合征。1944年，本病由美国遗传学家卡尔曼首次发现，就用他的名字命名了。

导致卡尔曼综合征的遗传因素很多，目前已发现几十种可导致该病的基因变异，但仍有将近一半的患者还没能发现和明确基因变异。临床以散发病例居多，家族遗传型卡尔曼综合征占相当一部分。

（2）卡尔曼综合征有什么表现。卡尔曼综合征也称为性幼稚嗅觉丧失综合征，临床表现包括：

①男患者表现为青春期无第二性征发育，无胡须、腋毛、阴毛，无变声，阴茎短小、睾丸小、少精或无精；女患者青春期乳房不发育，无腋毛、阴毛，无月经初潮。

②嗅觉障碍：因嗅球和嗅束发育异常，患者不能识别气味，香味和臭味都闻不出来。

③有些患儿还会合并非生殖系统异常：肾脏发育不全、唇/腭裂、骨骼畸形或牙齿发育不良、听力障碍等。

④激素水平：低促性腺激素，低性激素（睾酮或雌激素）等。

⑤头颅 MRI：部分患者可显示单侧或双侧嗅球和嗅束的缺失或发育不全，没有嗅沟，垂体前叶发育不良。

（3）卡尔曼综合征的治疗。卡尔曼综合征的治疗有几种选择，包括性激素替代治疗，人绒毛膜促性腺激素、尿促性腺激素双促治疗或者促性腺激素释放激素泵治疗。

性激素替代治疗可促进第二性征发育，使青春期后患者能够完成正常性生活，但不能产生精子或卵子，因此不能生育；促性腺激素治疗可促进男性睾丸产生睾酮和精子，诱导女性规律月经和促进排卵；脉冲式促性腺激素释放激素治疗通过促性腺激素释放激素泵皮下输注促性腺激素释放激素，促进垂体分泌促性腺激素而使性腺发育，是最接近生理情况的治疗。此外，应常规补充维生素 D 和钙剂，定期复查骨密度；在诊治过程中还需及时给予心理支持。总体应遵循综合、个体化治疗的原则。

（二）多了 X 染色体导致的克氏综合征

14 岁的齐齐身高已经一米七了，从小学习成绩不好，和同学不容易相处，进入初中后，他和同学的区别越来越大，他乳房越来越大，看起来像女生一样，同学们都变声了，而他声音还很细，"小鸡鸡"也比其他同学小很多。妈妈有些着急，带他到小儿内分泌遗传代谢科就诊，检查发现齐齐的染色体核型是 47, XXY。我们知道，正常男性的染色体核型是 46, XY，正常女性的染色体核型是 46, XX。齐齐多了一条 X 染色体，出现女性化的表现，临床诊断为 Klinefelter 综合征，也称为克氏综合征。

（1）什么是克氏综合征。克氏综合征是男性最常见的性染色体异常性疾病，是由遗传自父亲或（和）母亲的一条或多条额外 X 染色体所致。克氏综合征染色体核型的产生是由于生殖细胞在减数分裂或早期受精卵有丝分裂时性染色体不分离所致。最常见染色体核型为 "47, XXY"，还有其他嵌合型等。

（2）克氏综合征的临床表现。克氏综合征的临床表现多样，包括外生殖器发育差、睾丸小而硬、男性乳腺发育、性功能障碍、不育，以及糖脂代谢紊乱、肥胖、骨质疏松、肌力下降、认知受损和精神心理问题等。婴儿期多数患儿正常，部分患儿表现为小阴茎。儿童期表现为睾丸体积略小，四肢较长；患儿可能有语言发育延迟，也有关于克氏综合征患者多动症和注意力问题风险增加的报道。到青春期后，大部分克氏综合征患者身材较高大，骨骼较细，四肢相对较长，皮肤细嫩，声音较细，体毛和胡须稀疏，约一半以上患者出现男性乳房发育。患者可有正常的第二性征发育进程，多数克氏综合征的患者可以正常进行性生活。

（3）克氏综合征的治疗。本病患者在青春期或成年后需要补充睾酮治疗，以促进患者的男性化，改善其精神状态，从而提高生活质量。同时，需要预防和治疗雄激素缺乏导致的糖脂代谢紊乱、肌少症、骨质疏松及心血管疾病等。

一般情况下克氏综合征患者不能生育，但少部分患者精液中有精子，虽然其数量特别少，但伴随着辅助生殖技术的发展，医生也可以帮助部分克氏综合征患者拥有自己的后代，但要早诊断，及时治疗。

⑬ 警惕女生性发育异常

（一）身材矮小、性发育延迟——特纳综合征

从小到大，小静的身高都比同龄孩子矮小，上学时，总在前几排坐。妈妈想着自己和老公个子都不高，孩子可能是遗传，就没太在意，谁知，到了 14 岁，小静本该变成一个亭亭玉立的大姑娘了，可外表看起来仍像个小女孩，身高远低于同龄孩子，更奇怪的是，小静胸部平平，月经也迟迟不来，还没有阴毛和腋毛的生长。为什么会出现这个情况呢？妈妈急忙带她到儿童医院检查，发现小静的性染色体出现变异，比正常女孩缺少一条 X 染色体，最终，小静被确诊为特纳综合征。

（1）认识特纳综合征。特纳综合征又称为先天性卵巢发育不全，是女孩矮小、青春期发育不良的常见原因之一。它只影响女孩，是

由全部或部分体细胞中一条 X 染色体完全或部分缺失或结构异常所致的疾病。特纳综合征发病率在活产女性婴儿中为 1/2500。

（2）特纳综合征的临床表现。

①身材矮小：大部分特纳综合征患儿矮小，从出生时即表现出身高、体重落后；儿童期生长缓慢；青春期无生长高峰；未经治疗的患儿长大后身高一般不超过 150 厘米。

②性腺发育不全：由于卵巢无法正常发育，所以大部分患儿不会进入青春期；患儿乳房不发育，外生殖器呈幼稚型，大多不会出现月经，成年后也无法生育。

③特殊躯体特征：矮小、颈蹼（颈部多余的皮肤皱褶）、后发际线低、小下颌、眼距宽、睑裂上斜、色素痣多（多分布在面、颈、胸部和背部）、乳距宽、盾状胸、第 4/5 掌骨短小、上下肢外翻畸形（肘外翻、膝外翻）、足部淋巴水肿（见图 3-2）。

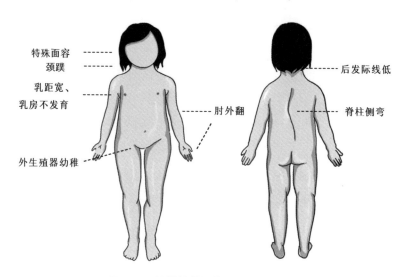

图 3-2　特纳综合征的主要外观表现

④其他发育异常：17% ～ 45% 的患儿合并心血管畸形，其中常见的是二尖瓣和主动脉瓣病变、主动脉缩窄。30% ～ 40% 的患儿合并泌尿系统畸形，常见的有集合系统畸形、马蹄肾和异位肾。

⑤内分泌疾病：如自身免疫性甲状腺炎、糖尿病、骨质疏松等。患儿在婴儿期和儿童期喂养困难。患儿可出现慢性或复发性中耳炎及听力损失，眼睛及口腔问题等。

（3）怀疑孩子是特纳综合征怎么办。外周血淋巴细胞染色体核型分析是诊断特纳综合的金标准。因此，身材明显矮小的女孩子，尤其具有上述特征的女孩子，需进行染色体检查以明确诊断。此外，还需做以下辅助检查：性激素检查（评价卵巢功能），超声检查（筛查心脏、性器官是否异常），脊柱摄片（判断是否有脊柱侧弯），甲状腺激素及自身抗体等。确诊为特纳综合征的患儿，在此后的随访过程中还需针对可能发生的异常做进一步筛查。

（4）特纳综合征的治疗。虽然就目前医疗水平而言，尚不能根治这个疾病，但可以通过改善患儿终身高及性腺发育情况来改善其生活质量。研究表明，生长激素治疗矮小特纳综合征，可有效改善患儿的终身高。在患儿进入青春期发育年龄，联合使用生长激素和小剂量性激素，有助于进一步增加身高，而且可诱导并维持第二性征。当然，大多数患者需要长期性激素替代治疗才可以维持性征发育及月经周期，提高生活质量。

（二）"消失的子宫" ——MRKH 综合征

小莺从小活泼可爱，很招人喜欢，外表上和其他女孩子没有两样。10 岁时小莺乳房开始发育，慢慢长出了阴毛和腋毛，但是一晃

6 年过去了，仍然没有月经初潮。眼看着周围的女孩围在一起神神秘秘地讨论"大姨妈"，她从来插不上话。妈妈怀疑她是不是得了什么病，赶忙带她去医院检查。这一查可不得了了。虽然盆腔 B 超和磁共振都提示小莺卵巢正常，但是都没找到子宫。小莺最终被诊断为 MRKH 综合征。

MRKH 综合征又称为先天性无子宫、无阴道或苗勒管发育不全。该综合征于 1829 年首次被报道，并由发现者命名，在所有出生女婴中的发病率为 1/5000 ～ 1/4000。其主要特征为子宫完全缺失，也可以有很小的子宫；阴道可表现为完全缺失或阴道上 2/3 缺失而下 1/3 呈穴状，其顶端为盲端。患儿染色体通常是正常女性核型（46，XX），卵巢结构和性功能基本正常，偶有卵巢位置异常；第二性征正常，但不会来月经。

（1）MRKH 综合征的临床表现。

①原发性闭经：患儿幼年期通常无症状，青春期后第二性征亦正常发育，但无月经来潮。有报道称约 98.6% 的患者会因原发性闭经而就诊。

②合并其他畸形：我国患儿以骨骼系统畸形最常见，约占 39.2%，如脊柱侧凸、椎体发育异常，肋骨、胸廓畸形等；其次是泌尿系统畸形，约占 13.1%，包括单侧肾缺如、盆腔肾、马蹄肾及多囊肾等；其他还可伴有心脏发育异常、听力障碍等。

值得注意的是，MRKH 综合征患儿染色体及卵巢功能正常，因此雌激素及孕激素分泌也正常，青春期亦可同正常同龄儿一样，出落得亭亭玉立、楚楚动人。

（2）青春期 MRKH 综合征的治疗。针对先天性无阴道，可通过非手术或手术方法实现阴道重建，手术治疗即人工阴道成形术的最佳时机在18岁之后，非手术治疗通常采用阴道模具渐进式顶入的方法，可以在患者情感成熟后的任何时间进行。针对无子宫/始基子宫：对于存在异位的功能性子宫内膜，即存在"月经"的患儿，因较早可出现周期性腹疼，一旦明确诊断，应尽快手术处理，及时切除子宫。

MRKH综合征患者通常在青春期因月经迟迟不来而被确诊，此时心智尚不成熟，女孩可能会产生孤僻、焦虑、抑郁、自卑，甚至质疑自己女性身份，严重者甚至丧失生活信心，因此，除了尽量恢复正常的解剖学结构以外，及时进行心理疏导和干预可以帮助患儿正确认识该病，增强自信心。所以积极配合医生治疗，极为重要。

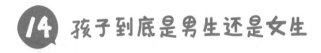

14　孩子到底是男生还是女生

宝宝一出生，妇产科的护士就会告诉宝爸宝妈："是可爱的小美女！""是个帅气的小伙子！"可是，在一些情况下，宝宝的外生殖器却不是那么好辨认，外生殖器既像男生，又像女生。甚至有些"男宝宝"长到了三五岁，才发现其实是个女宝宝！

（一）什么原因会导致外生殖器模糊

外生殖器模糊的原因很多，如性染色体异常、性腺发育异常、雄激素合成或作用异常、雄激素过多等，这里我们主要介绍几种常见的疾病。

（二）孩子到医院做"尿道下裂"手术，才发现原来是个女生

钩钩出生的时候，外生殖器就和别人不大一样，"阴茎"比较小，尿道口位于阴茎的根部，"阴囊"发育也不好。妇产科医师建议爸爸妈妈要带孩子到儿科就诊，孩子可能以后还要手术。爸爸妈妈想：宝宝这么小就做手术太可怜了，大一些再说吧！

到了钩钩3岁时，爸爸妈妈带钩钩来到小儿外科住院准备手术，可一体检发现钩钩的阴囊内没有睾丸。难道孩子有合并隐睾？小儿外科医生请来小儿内分泌遗传代谢科医生会诊。经过一系列的检查，医生发现钩钩的染色体是46，XX，所以她是一个女生。她体内由于21-羟化酶出现缺陷，造成雄激素堆积增高而出现外生殖器男性化。这是先天性肾上腺皮质增生症的最常见类型，她的"阴茎"实际上是增大的阴蒂。后米，钩钩经过小剂量激素治疗以及外科整形手术后，最终长成了一个漂亮的小姑娘，爸爸妈妈也把她在户口本上的性别更正了。

我们今天就来认识一下先天性肾上腺皮质增生症。

（1）认识先天性肾上腺皮质增生症。先天性肾上腺皮质增生症是较常见的常染色体隐性遗传病。90%～95%的先天性肾上腺皮质增生症是源于CYP21A2基因变异引起的21-羟化酶缺陷。

（2）21-羟化酶缺陷症的临床表现。21-羟化酶缺陷症包括典型21-羟化酶缺陷症和非典型21-羟化酶缺陷症。典型21-羟化酶缺陷症又根据醛固酮缺乏程度可以分为失盐型和单纯男性化型。

①失盐表现：新生儿期起病的宝宝有不同程度肾上腺皮质功能不足的表现，如软弱无力、恶心、呕吐、喂养困难、腹泻、慢性脱水、皮肤色素沉着和生长迟缓等，严重的时候可出现肾上腺危象，当宝宝出现腹泻、发烧、创伤等应激情况时特别容易诱发，表现为严重低血钠、高血钾、低血容量性休克，还可以伴有低血糖。

②高雄激素血症的表现：女宝宝出生时可以看到不同程度的男性化，包括阴蒂肥大、阴唇融合，最严重的情况看起来就好像是尿道下裂伴隐睾的男宝宝，当然，其内生殖器是正常女性结构，即有子宫和卵巢组织。而男宝宝在新生儿期和婴儿期时一般没有阴茎增大等外生殖器异常，常常要到幼儿期才出现阴茎增大。有些男性患儿阴毛出现得也很早。

③其他表现：全身皮肤黏膜颜色加深，特别是外阴和乳晕明显。单纯男性化型一般仅仅出现高雄激素血症的表现，有些患者伴有皮肤黏膜色素加深，但在各种类型的 21- 羟化酶缺陷症中，他们的临床表现可出现叠加，比如应激情况下单纯男性化型也可以出现失盐表现。

（3）21- 羟化酶缺陷症的治疗。治疗目标包括补充患儿体内缺少的激素，避免出现严重的肾上腺皮质危象，同时尽量将雄激素降到合理的水平。抑制高雄激素血症目标是为了让还在生长期的儿童有正常的线性生长，促进正常青春发育，减少成年身高受损；在停止生长和青春发育完成后保护生育能力，预防骨质疏松和减少患心血管疾病的风险。治疗方案需要个体化。

目前应用于儿童和青春期替代治疗的药物包括属于糖皮质激素的氢化可的松和属于盐皮质激素的 9- α 氟氢可的松。患儿达到成年终身高后，糖皮质激素可改为泼尼松或者地塞米松。

（三）可爱的小姑娘进入青春期却发育得越来越像男生

11岁的婷婷人如其名，自小长得亭亭玉立，去年开始乳房发育，进入了青春期。可是，最近她洗澡时突然发现双侧腹股沟分别有个鸽子蛋大的包块。难道是"疝气"？妈妈立即带婷婷来到医院检查。超声显示"双侧腹股沟区可见包块。睾丸组织？"妈妈一脸茫然，带她来到小儿内分泌遗传代谢科。经过一系列检查，医生发现婷婷的睾酮接近成年男性水平，染色体显示46，XY。经过基因检测，她最终被确诊为"雄激素不敏感综合征"。

（1）认识雄激素不敏感综合征。雄激素不敏感综合征是一种靶细胞对雄激素部分或完全无反应而导致的性腺发育障碍遗传性疾病。下丘脑－垂体－性腺轴系统中的雄激素受体缺陷，导致雄激素对下丘脑－垂体的负反馈存在异常，引起促黄体生成素水平升高，升高的促黄体生成素又刺激睾丸，增加雄激素的分泌。

打个比方，雄激素就好比"钥匙"，靶细胞的雄激素受体就好比"锁"。"锁"坏了，"钥匙"不能打开"锁"，中枢系统就生产了很多的激素，但仍然起不了作用，所以检测血可以发现很高的雄激素，身体却没有正常的雄性化。

雄激素不敏感综合征属于X连锁隐性遗传病，仅在男性中发病，包括完全性雄激素不敏感综合征、部分性雄激素不敏感综合征及轻度雄激素不敏感综合征。

（2）雄激素不敏感综合征的临床表现。本病的表现形式与严重程度取决于雄激素受体表达的水平和雄激素受体的功能受损程度，因而本病临床表现很不一样。有些患者外生殖器完全女性化，有些患者外表完全男性化，还有些处于中间状态，外生殖器形态模糊。

①完全性雄激素不敏感综合征：外生殖器表现为完全女性外观，有些患儿因腹股沟或大阴唇包块误以为是疝或肿物而就诊。患儿乳房发育良好，体毛较稀少，阴道呈盲端，没有输卵管、子宫及阴道上段，因而来不了月经。

②部分性雄激素不敏感综合征：临床表现多样，患儿外生殖器模糊，存在不同程度的男性化不足；外生殖器可表现出女性化，仅仅出现增大的阴蒂和阴唇有部分融合，也可表现出轻度男性化不足，外观为轻度尿道下裂或阴茎偏小。

③轻度雄激素不敏感综合征：患儿常常仅表现为男性乳房发育或不育。

（3）雄激素不敏感综合征的治疗。雄激素不敏感综合征目前主要是手术和性激素替代治疗。

完全性雄激素不敏感综合征患儿一般情况下按女性抚养。那睾丸怎么处理呢？会不会恶变？本病患儿的睾丸缺乏生殖细胞，雄激素受体功能完全丧失，因此青春期前睾丸发生生殖细胞肿瘤的风险较低，而且我们体内存在一种酶，叫作芳香化酶，它可以把睾丸产生的大量雄激素转化为雌激素，这样雌激素就可以让患儿青春期出现乳房发育。因此睾丸切除术常常在青春期后进行，后期再进行性激素替代治疗。

部分性雄激素不敏感综合征患者，性别的选择应综合考虑性腺、外生殖器、心理及家庭等综合因素，此外，部分性患者的生殖细胞肿瘤风险高，如果患者选择保留性腺，应尽快将位置较高的睾丸固定在阴囊内，同时建议定期进行体检及盆腔超声检查，必要时进行性腺活检。如进行性腺切除术，心血管事件及全因死亡率风险可能会增加，需定期随访。此外，还需对患者的心理健康状况、社会适应能力等方面进行长期关注。

（四）高挑美丽的女儿却是"隐形的男孩"

小红从小就是父母眼中的"小淘气"，17岁时出落得高挑、漂亮，但是月经却从未来过，B超检查发现小红的女性性器官发育不良，染色体检测结果更令人大吃一惊，是46，XY。也就是说从生物学上来说小红其实是男性。父母百思不得其解，为什么养了17年的女儿变成了儿子。其实这种情况在医学上被称为Swyer综合征，也就是46，XY性腺发育不良。

（1）什么是Swyer综合征

Swyer综合征又称为46，XY性腺发育不全综合征，1955年由Swyer首先发现并报道。患儿有女性外貌和女性外生殖器，而染色体核型为男性，46，XY。本病是一种罕见的性腺发育障碍疾病，发病率约为1/80000。患儿有类似特纳综合征的条索状性腺（无法产生性激素），而没有特纳综合征的异常体态。青少年原发性闭经约2.5%为Swyer综合征所致。

（2）为什么"男生"会变成"女生"。本病呈家族性或散发性，为X连锁隐性或常染色体显性遗传疾病。患儿确切病因和发病机制仍不清楚。目前认为，Swyer综合征患儿在胚胎期最开始的性别是男性，但在发育过程中，大约20%的患儿由于Y染色体短臂发生突变，睾丸决定基因——SRY 基因突变或其他与性分化有关的基因突变而导致 SRY 基因的功能丧失，睾丸停止发育，男性生殖器官发育越来越差，最后发育呈女性表型。

（3）Swyer 综合征的识别。Swyer 综合征患儿青春期前不易被发现，进入青春期年龄后，由于缺乏性腺激素，会出现骨骺愈合晚、身材高挑、乳房不发育，只有少量阴毛、腋毛生长，无月经来潮。部分患儿因条索状性腺组织可产生少量雄激素而呈现男性化表现，如阴蒂肥大，极少数患者亦可出现听力异常及骨骼畸形。通常情况下，患儿由于青春期原发性闭经、第二性征不发育而去医院检查才被确诊；少数情况下，是在产前检查和 B 超时被发现。

（4）Swyer 综合征的治疗。约 30% 患者残留的性腺组织存在恶变可能，性腺母细胞瘤和无性细胞瘤是其最常见的恶性肿瘤，其他亦可表现为畸胎瘤和胚胎癌。一旦确诊，因尽早预防切除这些发育不全的性腺组织。由于该病可能存在家族遗传，因此所有家庭成员都应接受彻底筛查。

虽然这类患儿染色体是男性，但表现为女性外貌，因此大都从小被当作女孩抚养，而一旦确诊该病，应综合评估，并结合患儿意愿，让其自行选择当男生或女生。如患儿选择继续当女生，青春期可给予雌激素替代治疗，促使女性第二性征发育。如患儿选择当男生，则可进行生殖器矫形术，术后给予雄激素替代疗法，使患儿从转变为"男孩"。

对于引起性发育落后的很多遗传性疾病来说，预防是首位，应避免近亲结婚，做好遗传病咨询工作。孕期筛查和产前诊断对预防出生缺陷极为重要，可早发现胎儿严重的先天缺陷。一旦有异常表现，应明确是否需要终止妊娠。新生儿均应该进行包括遗传代谢病在内的早期筛查项目，做到早发现、早治疗，优生优育。

　　花开有时，精彩绽放！愿孩子们都拥有美好的青春！

第4篇

不焦虑

① 孩子作业多，睡得晚，真的会影响身高吗

睡眠是我们生活中占据时间最长的一件事情。睡眠可增进儿童生长发育，对免疫系统发育、神经系统发育以及循环系统等均有重大意义。有研究认为，睡眠可影响生长激素分泌，从而直接影响儿童生长发育。

生长激素的分泌量与年龄有关。在婴儿期，生长激素与睡眠无关，即无论白天还是夜晚，婴儿均保持着很高的生长激素水平分泌量；在青春期前，儿童生长激素主要在睡眠时分泌，觉醒后没有自发性分泌；青春期儿童在睡眠和觉醒时都有生长激素分泌；成年后，人体生长激素的分泌又会再重现青春期前的分泌模式。

人体在儿童期分泌生长激素为 16～20 微克/千克·每天，青春期增加至 20～38 微克/千克·每天，成年后分泌量逐渐减少。生长激素呈脉冲式分泌，每间隔 3～4 小时会有一次脉冲，每天有 6～8 次脉冲，具有很强的昼夜节律性。研究表明，夜间生长激素比白天分泌多 2～3 倍，深睡眠后一小时生长激素的分泌量是一天总分泌量的一半以上。晚上 9 点至 11 点，清晨 5 点至 7 点是两个分泌高峰。所以，建议孩子晚上 9 点之前睡觉，早上 7 点之后起床。

② 运动真的能促进长高吗

　　体育运动可以影响长骨两端的骺软骨的生长和发育，使其在运动所致的摩擦以及压迫之中不断被刺激，从而加速软骨细胞的增生；适当的体育运动也可以增进骨骼吸收钙与磷的水平，加强骨内沉积骨矿物质的效率，从而提升骨的生长速度；体育运动还能促进儿童新陈代谢，使骨组织获得充分的血液供应，进一步加速骨细胞的增殖，从而促进骨骼发育。合理的运动锻炼，还能增进食欲、改善睡眠，从而让遗传潜力得到最大的发挥。

③ 跳绳是促进身高最好的运动吗

　　一般来说，能够给予骨骼一定程度纵向压力的运动对长高都比较有益。例如，适宜强度和频率的慢跑、跳绳、打篮球及打排球等有氧运动。类似这样的运动可以刺激下肢骨骼，从而促进下肢骨骼的发展。但是针对不同年龄及性别的儿童，我们要根据孩子的身体条件选择适合孩子的或者孩子感兴趣的运动。让孩子选择自己喜欢的运动，有助于情绪的稳定，而良好的精神状态也有利于体内的内分泌活动；相反，如果强迫孩子选择不喜欢的运动，可能会适得其反。但不管是什么运动，都需要长期坚持，才能达到对长高的促进作用。有研究显示，持续 6 个月的运动训练，可使身材矮小的儿童体内的生长激素水平明显升高，身高也有明显的增长。

④ 为了长高，运动时间是不是越长越好

世界卫生组织认为，5～17 岁的儿童青少年每天要累计 1 小时中到高强度的身体活动，每周至少要运动 3 次。因此，每天运动时间最好在 30 分钟以上。研究表明，中等强度的运动，可以引起血清中的生长激素水平升高，且生长激素水平在开始运动后的 15～30 分钟内会达到峰值。但体育锻炼的时间与儿童的身高发育并非直线关系，注意每次不要长时间超负荷运动，否则孩子娇嫩的身体会因体力消耗太大而容易造成软骨损伤、肌肉劳损，反而不利于正常的生长发育。

⑤ 我的孩子为什么秋冬天长得慢呢

季节对身高或体重都有不同程度的影响，中医主张：春生夏长，秋收冬藏；春夏养阳，秋冬养阴。意思是春夏季节是人体长身体的时候。国内外的现代医学也有多个关于这方面的研究，结果大

同小异。例如：1886 年至 1971 年《北半球学龄儿童生长的季节性变化研究报告》称，儿童最快的生长速度出现在春季或夏季。丹麦一个学龄期儿童的研究发现，春季儿童的生长速度最快，即使是生长激素缺乏的患儿也在春季和初夏有着最大的生长速度。我国不同地区的几个研究结果与国外相似，均发现儿童身高在春、夏季长得快。儿童体重变化也有季节性，但是结论并不像身高变化那样明确。大部分认为，儿童体重在秋冬季增加较多；但也有研究认为与身高一样，春季儿童体重增长最快。

6 青春前期或青春期的孩子如何增加营养并防止早熟

充足的优质蛋白质、维生素、矿物质对于孩子的生长都十分重要，因此在食物的选择上，需要选择营养丰富的天然食材，避免能量密度高但缺乏营养的加工食品，如饼干、蛋糕、糖果、薯片等。

瘦肉、鱼、虾、蟹、蛋类、豆腐、牛奶……这些食物脂肪含量适中，并含有丰富的优质蛋白。花生、核桃、芝麻等坚果也是优质蛋白的来源，但脂肪含量高，能量密度大，每天进食不要超过 7 ～ 10 克（单手手心一捧的量）。

11 岁以上的孩子陆续进入青春发育期。这个阶段的孩子体格生长速率加快，营养需求增加，因此每日需要摄入 1 只鸡蛋、两块巴掌大的瘦肉、300 毫升的牛奶再加上适量坚果、豆制品，才能满足需要。

7 初中阶段的孩子每天需要摄入多少钙才不会缺钙

11 ～ 14 岁的孩子每天需要 1200 毫克的钙，14 ～ 18 岁的孩子每天需要 1000 毫克的钙。

钙存在于许多食物中，乳制品，如牛奶、酸奶、奶酪是钙的最佳天然来源之一。牛奶和其他乳制品中的脂肪百分比不会影响其钙含量；脱脂、低脂或全脂奶制品的钙含量大致相同。因此，对于想补钙又不想发胖的孩子来说，脱脂奶、低脂奶是很好的选择。

而对于那些因种种原因（如牛奶过敏）而无法摄入奶制品或者不喜欢奶制品的儿童，还有一些其他含钙丰富的食物可以选择：

①深色叶菜：羽衣甘蓝每 100 克约含 250 毫克钙，比全脂牛奶每 100 克中含 110 毫克钙还要高。其他一些深色绿叶菜（芥蓝、西蓝花）也是钙的良好来源。

②芝麻：只吃一汤匙芝麻，就可为一个人的饮食增加 88 毫克的钙。可将芝麻撒在沙拉上，或做烤面包时放上芝麻。

③豆腐：使用硫酸钙作为凝结剂的豆腐，每 100 克中含有高达 680 毫克的钙。用其他凝结剂制成的豆腐所含的钙较少，但仍是很好的钙的来源。

④杏仁：150 克左右完整的杏仁含有大约 385 毫克钙，但热量却很高，建议适度食用。

需要注意的是，完全不吃乳制品的儿童每日可能无法摄入足够的钙，请咨询医生或者营养师看是否需要额外的钙补充剂。

⑧ 初中阶段的孩子还需要每天补充维生素 D 吗

除了每日摄入富含钙的食物外，钙在体内的吸收也是至关重要的。人体需要维生素 D 来帮助钙的吸收。人体可以通过三种方式获取维生素 D：阳光照射皮肤、饮食和补充剂。

在秋季和冬季，因为阳光照射不足且户外活动时间减少，即便是 11 岁以上的大孩子也需要从饮食和补充剂中获取维生素 D。因此，可以在冬季多给孩子吃一些富含维生素 D 的食物，如鲑鱼（维生素 D 含量为每 100 克 526 国际单位）、鲱鱼（维生素 D 含量为每 100 克 216 国际单位）和蛋黄（37 国际单位 / 颗）。

自然界中富含维生素 D 的食物较少，因此在冬季，还是建议视情况给孩子服用维生素 D 补充剂。长期临床经验证实补充维生素 D 400 国际单位 / 天是安全的剂量，能有效预防儿童维生素 D 缺乏以及佝偻病。

⑨ 孩子比较胖，选择什么运动最适合小胖墩们

这就要数游泳了。

游泳对青少年骨骼的刺激比较温和，既达到了刺激骨骼发育的目的，又不会增加骨骼的负重，造成压力。游泳时人体处在相对较小的重力环境内，骨骼也承受着更轻的重力压力，四肢躯干都能得到充分的伸展和放松。

同时，游泳又是一项全身运动，游泳时四肢需要不停地划动，相当于一直在拉伸全身。这不仅能促进儿童的生长发育，也是一项有效的减肥运动。

⑩ 开灯睡觉真的会导致性早熟吗

光污染可通过抑制褪黑素分泌，诱发性早熟。褪黑素是大脑松果体产生的一种激素，其分泌具有昼夜的节律，处于黑暗中，褪黑素分泌活动增强，处于明亮环境则停止分泌。有研究认为，褪黑素具有抑制促性腺激素分泌的作用。正常情况下，青春期前褪黑素处于高分泌状态，青春期开始后，褪黑素分泌减少，对性腺轴的抑制作用解除，促进性发育启动。

一项有意思的临床研究征集了 67 名 9.1 岁至 15.9 岁的孩子，在同一时间睡觉的情况下，晚上给他们 1 小时光暴露。孩子们分别接受 0.1 勒克斯、15 勒克斯、150 勒克斯和 500 勒克斯光暴露（勒克斯为照度，反映光照强度）。结果表明，夜间光暴露，会抑制褪黑素分泌。光照越强，褪黑素抑制程度越高，并且这种显著差异在 15 勒克斯的光照下就可出现。那么小夜灯的光照强度有多少呢？小夜灯的照度在几到几十不等，开着照度偏强的小夜灯睡觉是有可能抑制褪黑素分泌的。23：00 至 0：00，光照暴露可明显抑制褪黑素分泌；凌晨 3：00 至 4：00，光照暴露对褪黑素分泌影响不显著。同样光照照度下，孩子年龄越小，褪黑素被抑制的现象就越明显。

11　女儿不到初中就乳房发育，是性早熟吗

女孩子在 8 周岁前出现第二性征的发育，或者在 10 周岁前出现月经初潮；男孩子在 9 周岁前出现第二性征的发育，叫作性早熟。

中国城市女童青春期乳房发育开始的平均年龄是 9.2 岁。所以女孩子在正常的年龄之后出现乳房发育，是孩子生长发育的一个必经环节。正常情况下第二性征的发育是有规律可循的。女孩首先是乳房增大，然后再表现为身高的突增，随后阴毛出现，平均乳房增大 2 年后月经初潮。意思是说从胸部长大到月经来潮平均还有 730 天，一旦发现异常，及时就诊、规范诊治，大多预后良好。

不过如果孩子性征发育的速度特别快，还是应该去医院进行正规检查。

12 男孩大了，越来越独立，如何掌握他的青春期发育情况

　　随着现代社会"独立"教育越来越被提倡，现在的父母更多地希望孩子去独立完成很多事。比如洗澡、睡觉……以至于家长和孩子亲密接触的机会越来越少，所以相对于女孩的性发育，男孩子的性发育确实更容易被忽视，而且不容易被发现。我们都知道，女孩的发育很多时候是看乳房，孩子的身形变化也比较容易被发现，但男孩子的发育比较隐蔽，往往从睾丸增大开始。随后阴囊变松、着色，阴茎增长、增粗，出现阴毛。但往往家长发现男孩子发育是从变声开始的，其实出现变声的孩子已经进入青春期中后期。这一点必须引起家长的重视。

　　可以让爸爸和儿子一起洗澡，每三个月一次查看阴囊阴茎的大小，做法为：轻轻提起阴囊皮肤，暴露出睾丸形状与大小。如果超过4毫升则说明睾丸增大了，如果不确定或者不会看，可以到正规医院进行评估。总之一句话，不要过分焦虑，但不要不闻不问。

⑬ 孩子青春期身高增长多少才正常

不论男女，在青春期前的 1 ～ 2 年身高增长会略有减慢。女孩在乳房发育后、男孩在睾丸增大后，身高开始加速生长，经 1 ～ 2 年达到生长高峰。此时女孩年平均身高增长 8 ～ 9 厘米，男孩增长 9 ～ 10 厘米。女孩月经初潮后，身高增长速率迅速下降，继续生长 4 ～ 8 厘米，一般在初潮后两年以后停止生长。

⑭ 孩子身体肥胖真的会引起早发育吗

有研究表明，肥胖使得有的男孩 11 岁出现首次遗精，有的女孩则会在 10 岁前出现月经初潮。在青春期发育过程中，早发育与人体的脂肪含量有关，脂肪堆积越多，人体分泌性激素就越多，从而引起早发育。此外，脂肪组织中存在芳香化酶，它能将雄激素转化为雌激素，因此肥胖女孩更易早发育。

肥胖的最主要原因是饮食习惯不合理，许多孩子喜欢吃巧克力、汉堡、油炸薯条等高热量食物，喜欢吃甜食，经常吃零食、喝饮料，经常不吃早餐等。其次是运动少。肥胖的儿童往往不爱运动，喜欢静卧。

应该怎样预防肥胖呢？首先，我们提倡均衡饮食，远离垃圾食品。世界公认的十大垃圾食品包括油炸食品、腌制食品、加工肉类食品、饼干类食品、碳酸饮料、膨化食品、罐头食品、话梅蜜饯类食品、棒冰等冷冻甜品类食品、烧烤类食品。我们不提倡加餐，特别是放学回家及睡前 2 小时加餐。加餐使胰岛细胞长时间工作，容易引起肥胖及胰岛素抵抗。

其次，我们提倡坚持多运动。俗话说：减肥减肥日日减，一日不减百日空。运动可以使人体生长激素的分泌增加，使脂肪减少、肌肉增加，达到减肥长高的作用。跳绳、篮球、游泳等都是不错的运动。

最后，我们提倡早睡觉。缺乏睡眠引起肥胖与早发育，早有定论，因此孩子应尽量在 9 点以前睡觉。

15 孩子很关注身材管理，可以采用减肥药物或饥饿疗法吗

儿童是不宜使用减肥药物或过度节食来控制体重的。市场上的减肥药物品类繁多，甚至有些成分不明或机制不清，盲目使用存在安全隐患。儿童处于持续生长发育的阶段，过度节食可能影响其正常生长发育。而且，贪图快速减肥，短期内减去的往往是身体的体液，难以持久，一旦减肥措施停止，体重极易反弹。体重的大起大落，不仅对身体健康有害，而且容易使肥胖儿童丧失信心。

因此，我们应选择科学的方法改善饮食，包括控制热卡、合理的荤素搭配及健康的烹饪方式，结合运动，增加机体消耗，使孩子能够有计划地健康减肥。

16 肥胖孩子一动就喘，运动强度如何掌控

减肥运动，无论选择什么样的运动项目，运动强度都应该是渐进式增加的。一般运动时脉搏达到 150 次 / 分左右比较合适，这种强度不会使孩子过于疲劳，又能有效地消耗身体脂肪，还能起到抑制食欲的作用。运动强度太大，孩子不容易坚持，而且于健康不利；运动强度太小，不仅能量消耗少，而且会增加食欲，达不到减肥的效果。家长可以通过数脉搏的方式掌握孩子的运动强度。我们仍旧以跑步为例，孩子跑步 10 分钟后，停下来，马上给孩子数脉搏。如果脉搏在 140 ～ 160 次 / 分之间，则继续按原来的速度跑；如果脉搏低于 140 次 / 分，则应加快速度；如果脉搏超过 160 次 / 分，则应将速度放慢。

17 想帮助孩子减肥，但孩子总是不听话，怎么办

当家长和孩子讨论体重问题时，应避免评论或责备孩子的体重

与外貌，而应侧重于健康。而当孩子已经因为肥胖而伤心、焦虑或在学校处境困难时，可以向医生求助。

鼓励孩子自我监督。如制订减肥计划表或写减肥日志，记下每天的饮食与运动，让孩子认识到哪些行为可能会导致体重增加，哪些行为利于健康成长。

控制负面刺激，减少引发不健康行为的环境诱因。如不要在孩子的卧室放置电视，不要当着孩子的面吃夜宵等。

合理奖励，如达到阶段性小目标时可以给孩子奖励，予以鼓励。奖励可以是一次周末郊游，一场想看的电影，但不要把食物、金钱、玩具作为奖品。

18 父母亲属有糖尿病，孩子会不会也得糖尿病

糖尿病中，1型糖尿病常见于青少年，目前确切的发病机制还不是很清楚，可能是在遗传易感性基因的基础上环境因素（如一些病毒感染、化学毒物等）的作用，使得体内产生了会破坏胰岛 β 细胞的抗体，导致胰岛素不能产生，胰岛素分泌绝对不足，没办法降血糖了，体内血糖越来越高，最终表现为糖尿病。所以吃糖本身并不会增加儿童得1型糖尿病的风险。另外令人担忧的是，近些年流行病学研究表明，1型糖尿病的发病率在全世界呈逐年增高的趋势。

怎么才能知道孩子有没有得糖尿病呢？

第一，看症状。概括起来就是"三多一少"：尿得多、喝得多、吃得多，关键这样子了还掉肉（体重下降）。频繁口渴和多尿是儿童糖尿病的早期症状。儿童一般不太会主动告诉家长自己多尿，如果家长察觉到孩子晚上小便次数增多，或者又一次出现尿床表现时就应高度重视了。当1型糖尿病患者出现急性并发症时还可能会出现腹痛、气促、嗜睡等表现。

第二，测血糖。当有糖尿病症状的患者随机静脉血糖≥11.1毫摩尔／升，或者空腹静脉血糖≥7.0毫摩尔／升时就可以诊断为糖尿病。但是如果没有糖尿病症状，只有血糖升高，需要进一步检查才能判断是否患有糖尿病。

第三，测血液中胰岛素和C肽数值。1型糖尿病患者血液中胰岛素和C肽数值持续低。

19 我的孩子特别能吃，是不是得了甲亢

甲亢是甲状腺功能亢进症的简称，是由甲状腺释放过多的甲状腺激素，造成机体代谢亢进和交感神经兴奋，引起心悸、出汗、进食和便次增多以及体重减少的病症。多数患者还常常同时有突眼、眼睑水肿、视力减退等症状。

很多甲亢患儿患病后食欲大增，虽然每天都吃很多东西，但还是身体消瘦。除了积极治疗原发病，生活饮食上也需要特别注意。饮食和药物相辅相成，才能取得事半功倍的效果。

除了甲亢外，多食伴消瘦的症状还可见于糖尿病等疾病，建议家长怀疑孩子患病时及时带孩子去医院进行检查。

㉚ 孩子得了甲亢特别能吃，到底该怎么吃

保障足够的热卡。儿童身体正处于快速的生长发育阶段，这个时期的小孩患甲亢后，身体分泌大量的甲状腺激素，过量的甲状腺激素对人体葡萄糖、蛋白质和脂肪等能量物质的分解有促进作用，加快了新陈代谢。于是，小孩就出现了食量挺好，体重却怎么也不长，甚至过度"苗条"的情况。因此，在甲亢未得到有效控制之前，需要适当增加热量摄入，具体情况得根据小孩的进食状态以及治疗等情况而定。总体原则是少吃多餐，每日增加 2 ～ 3 顿额外用餐，切忌暴饮暴食。

保障充足的蛋白质。蛋白质是生命活动的主要承担者之一，也是儿童生长发育的重要参与者。甲亢小孩体内蛋白质分解速度加快，尤其是骨骼肌中的蛋白，过度消耗会出现肌无力、乏力等表现。因此，摄入富含蛋白的食物是非常有必要的，特别是含优质蛋白的食物，如鱼、肉、蛋、奶等。而在植物中，黄豆也富含优质植物蛋白，故豆腐、豆浆也不失为好吃又营养的选择。

补充富含维生素、纤维素的食物。维生素既不提供能量，也不参与构成细胞组成，人体需要量还很小，但是，它们在参与机体代谢的调节中起重要作用，而维生素不能通过自身机体合成，因此，

外源性维生素的摄入尤为重要。甲亢小孩们需要注意蔬菜、水果的均衡补充，尤其是含 B 族维生素和维生素 C 的食物。大便次数增多的小孩，需要注意补充适量的纤维素，促进大便成形。

补充适量的矿物质。患有甲亢的小孩容易发生低钾血症。主要原因是甲状腺激素具有利尿作用，会促进钾离子排泄，同时也使大量的钾转入细胞。此外，甲状腺激素能促进蛋白质分解，使尿中的钾离子排出增多，重吸收减少，这会引起血清钾降低进而导致低钾血症。低钾血症的表现为肌无力、站立不稳，甚至出现呼吸无力，心律失常等。因此，患有甲亢的小孩出现低钾时需要补钾，除了药物补钾外，平时也可以多吃点"黄色水果"，如橘子、香蕉等水果。除此之外，钙、镁等矿物质也是人体所需的营养素，可以从豆、奶、杏仁、麦芽、核桃、葡萄干等食物中获取。

补充适量的碘。患了甲亢，有家长就闻碘色变。其实，碘过量和碘不足，都是甲亢的危险因素，合理范围内的碘摄入还是需要的。现在认为不需要严格限制碘入量，但甲亢小孩也请不要摄入大量海带、紫菜等高碘食物。

此外，酒精、浓茶、咖啡等食物均应禁忌。

21 孩子体检发现甲状腺有包块、结节，严重吗

甲状腺是一个蝴蝶样的腺体，趴在脖子的前方，位于喉头下方，它是人体重要的内分泌器官，控制着新陈代谢。

从医学上来说，甲状腺结节是因为甲状腺细胞在局部异常增生所引起。也就是说，本来甲状腺很正常地长在那里，但突然这个腺体的某个地方突然多长出来许多细胞，那么就出现了甲状腺结节。

那脖子上的包块就是结节吗？

第一，就算我们摸着有肿块，但如果超声检查不能证实，那么它就不是甲状腺结节。

第二，就算脖子粗了，它可能是缺碘引起的单纯性甲状腺肿。甲状腺功能亢进、甲状腺炎性疾病也可发生甲状腺结节，所以还是建议去医院进一步检查明确。

当家长们发现孩子脖子有肿块或者体检发现甲状腺结节时，不要过于惊慌，让医生来帮助大家分清这些结节的"段位"，看看它们究竟是"青铜""白银""黄金"还是"王者"。超声是诊断甲状腺结节的首选检查方式，之后由医生来评估是否需要做细针穿刺活检。

22 孩子拍胸片或者 CT，会增加患甲状腺癌的风险吗

通常，儿童拍一次胸片的射线量最多是 0.4 毫希弗，做一次胸部 CT 的射线量约 1 毫希弗。世界卫生组织建议：人体每年接受的辐射量不要超过 5 毫希弗。所以，如果只是拍了一次 X 线片或者做了一次 CT，我们大可不必紧张。

23 孩子发现甲状腺结节后，还可以进食含碘食物吗

当然可以。缺碘和高碘都容易引起甲状腺结节，合适的碘摄入才是关键。只有甲状腺功能亢进伴甲状腺结节的患儿、高功能甲状腺腺瘤的患儿需要低碘饮食，仅补充生理需要量的碘即可维持正常的甲状腺功能。海带等海产品和含碘盐是含碘比较多的食品，尿碘检测是判断体内的碘是否超标的一个比较好的方法。

24 甲亢的孩子发现甲状腺结节后，需要补充什么营养

对于伴有甲状腺功能亢进的甲状腺结节患儿，因其能量消耗更多，故需补充更多的能量及蛋白质，可以多吃一点猪肉、牛肉、豆类等蛋白质含量高的食物，还应多吃新鲜水果、绿色蔬菜、香菇、蘑菇、木耳、核桃、薏米、红枣、山药等，提高免疫力；平时要少食用过期变质食品以及含有人工化学合成物质的食品，可以多吃具有消结散肿作用的食物，包括菱角、油菜、芥菜、猕猴桃等。

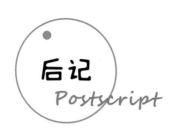

后记
Postscript

　　本书历经构思、规划、写作和整理，终于成册，在此我要衷心地感谢为本书的出版付出努力的每一个人！

　　初中阶段的孩子，经历着一系列从生理到心理的变化：体格变化、性征发育、内分泌变化、心理转变……这些变化会对他们整个生命周期的健康基调产生影响。随着社会对青春期医学的需求与日俱增，这方面的研究已成为一个全球关注的焦点。在过去的数十年中，青春期医学发展迅速，我和我的团队也在此领域不断探索：2011年9月建立浙江省医学重点创新学科——青春期医学；2012年起开始举办首届钱江国际青春期医学高峰论坛，至今已连续举办10年。

　　青春期孩子的健康成长除了需要高素质的专业医疗团队来保驾护航外，更需要家庭与教育的共同参与，以及全社会的关心和支持。本书无论是对基层儿科医生、全科医生，还是对综合医疗保健人员、社会工作者，以及青少年群体及其家长，都极具实用价值。

　　本书全面科普了青春期孩子的正常生长发育情况及可能遇到的问题，希望能帮助所有青春期的孩子茁壮成长！

傅君芬

2023 年 1 月